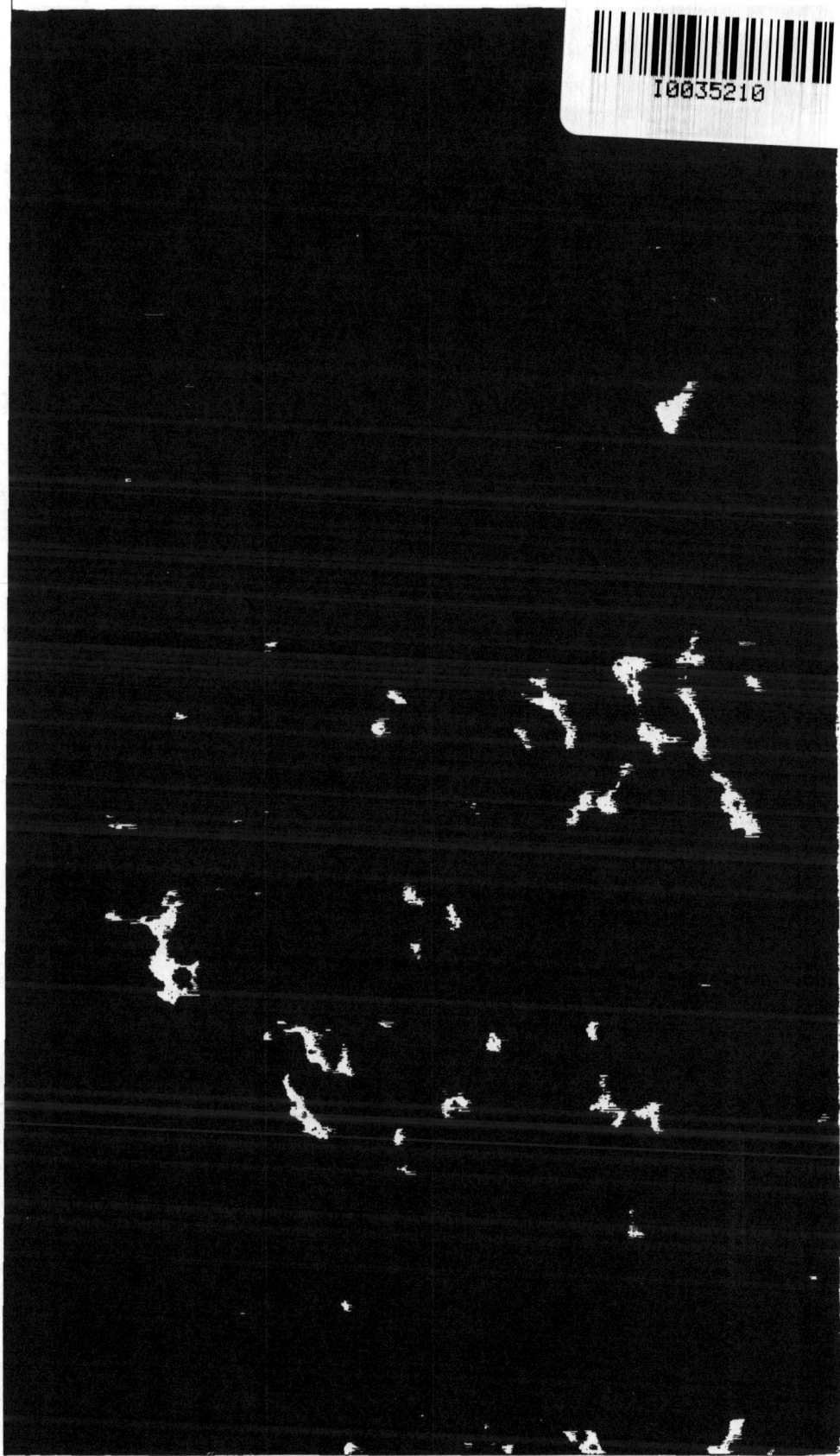

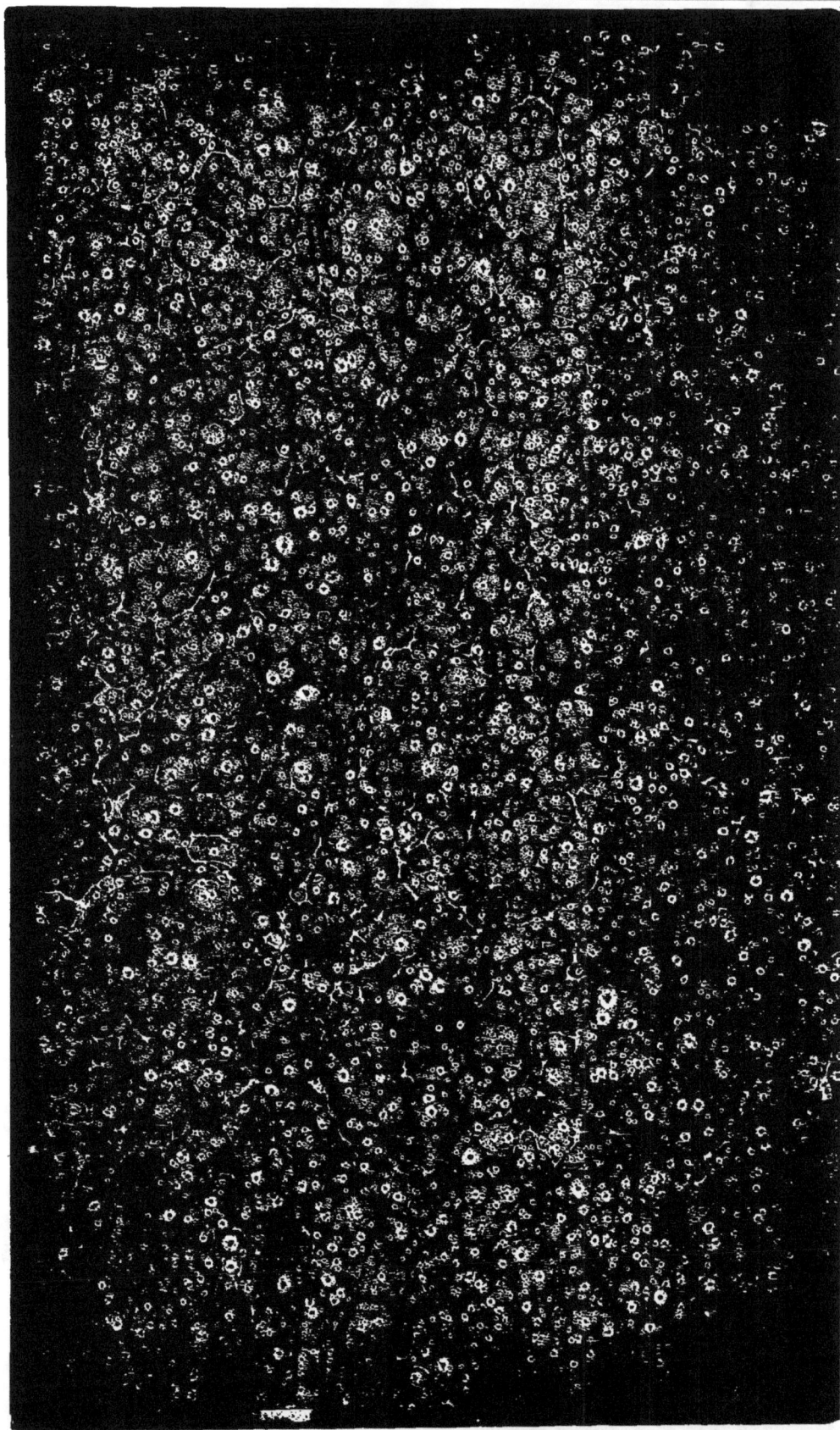

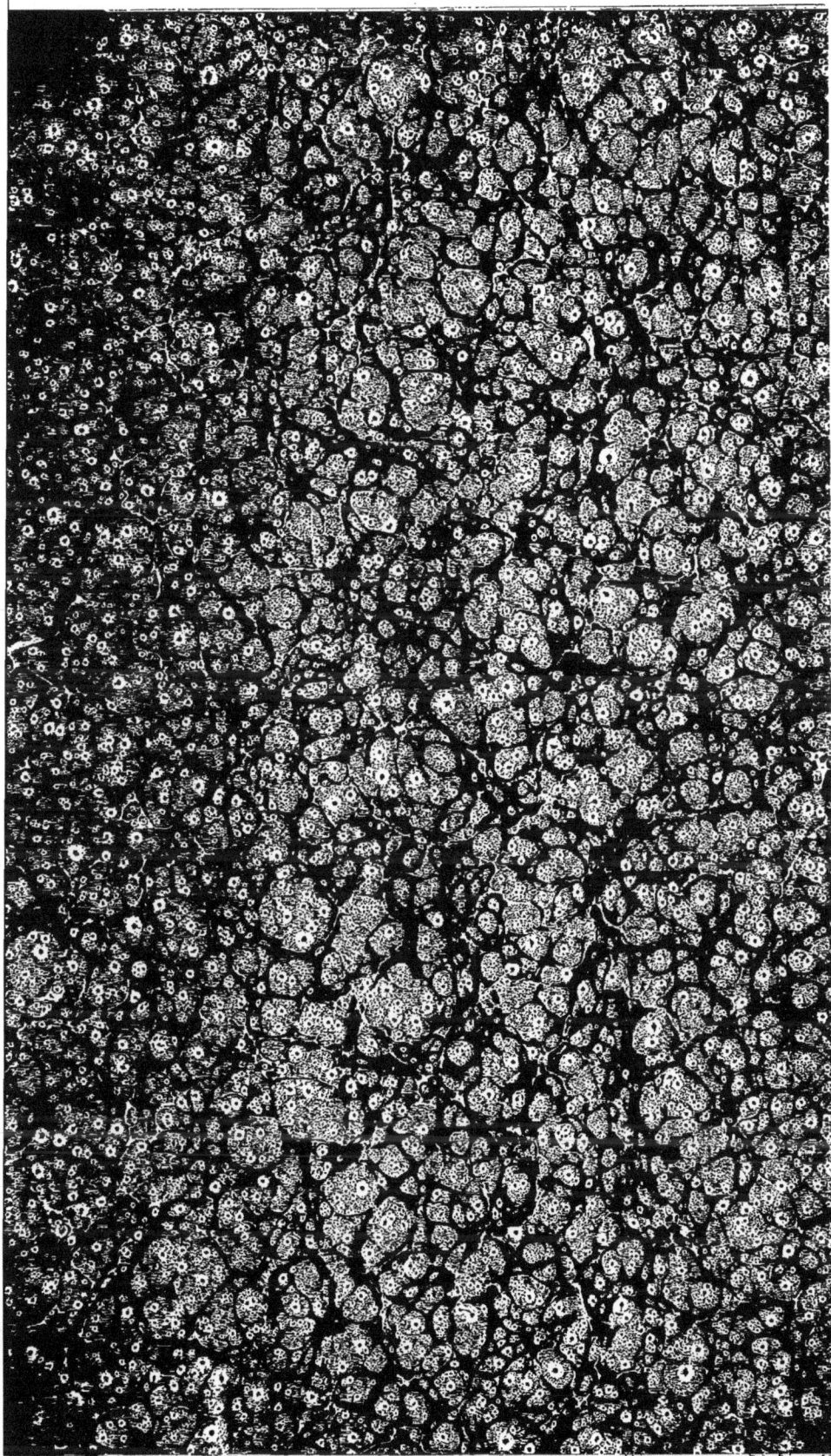

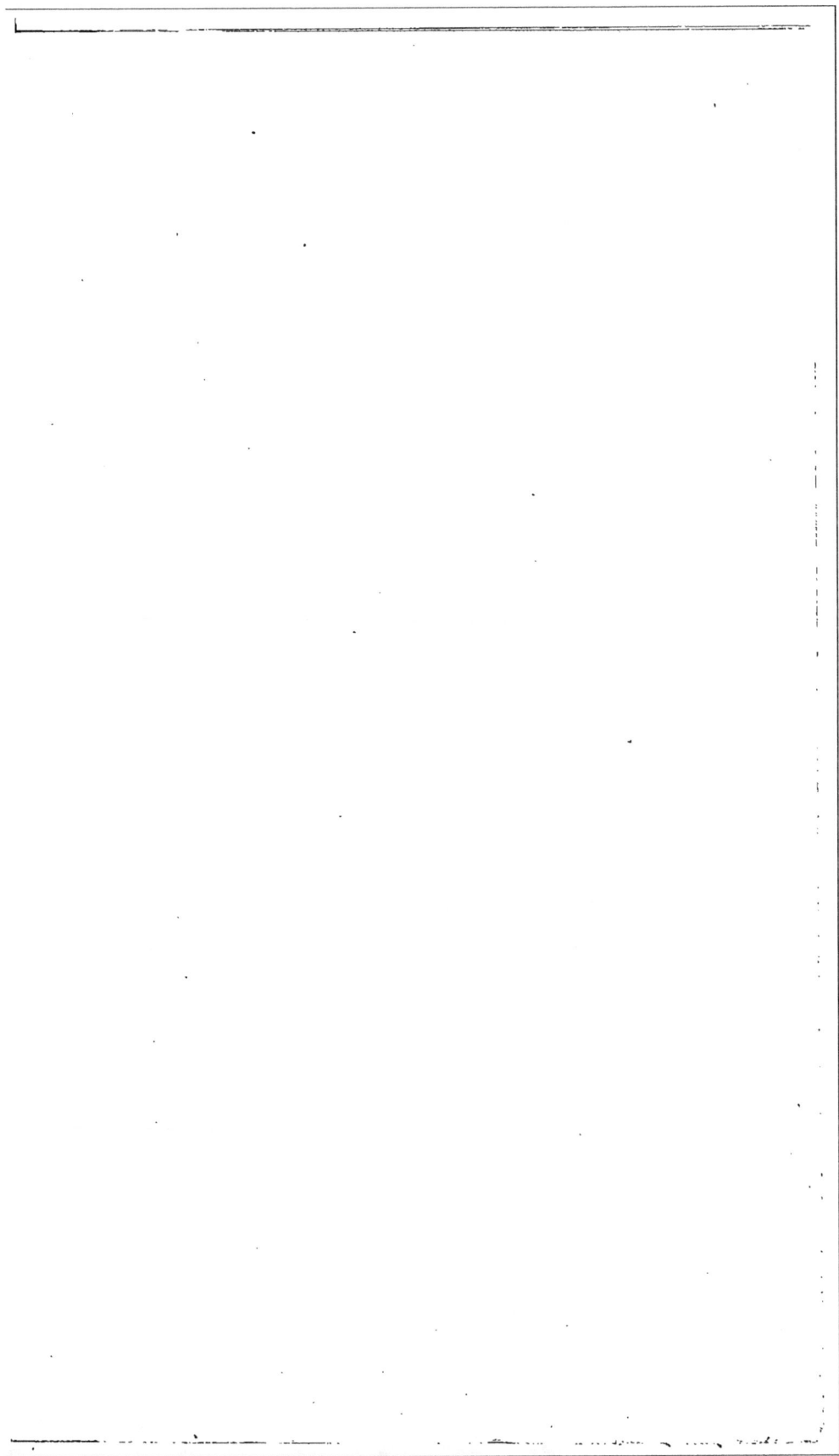

$T^{5}_{155.}$

$T. 2660$
Rec

EXPOSITION SOMMAIRE

DES

PRINCIPALES DOCTRINES MÉDICALES.

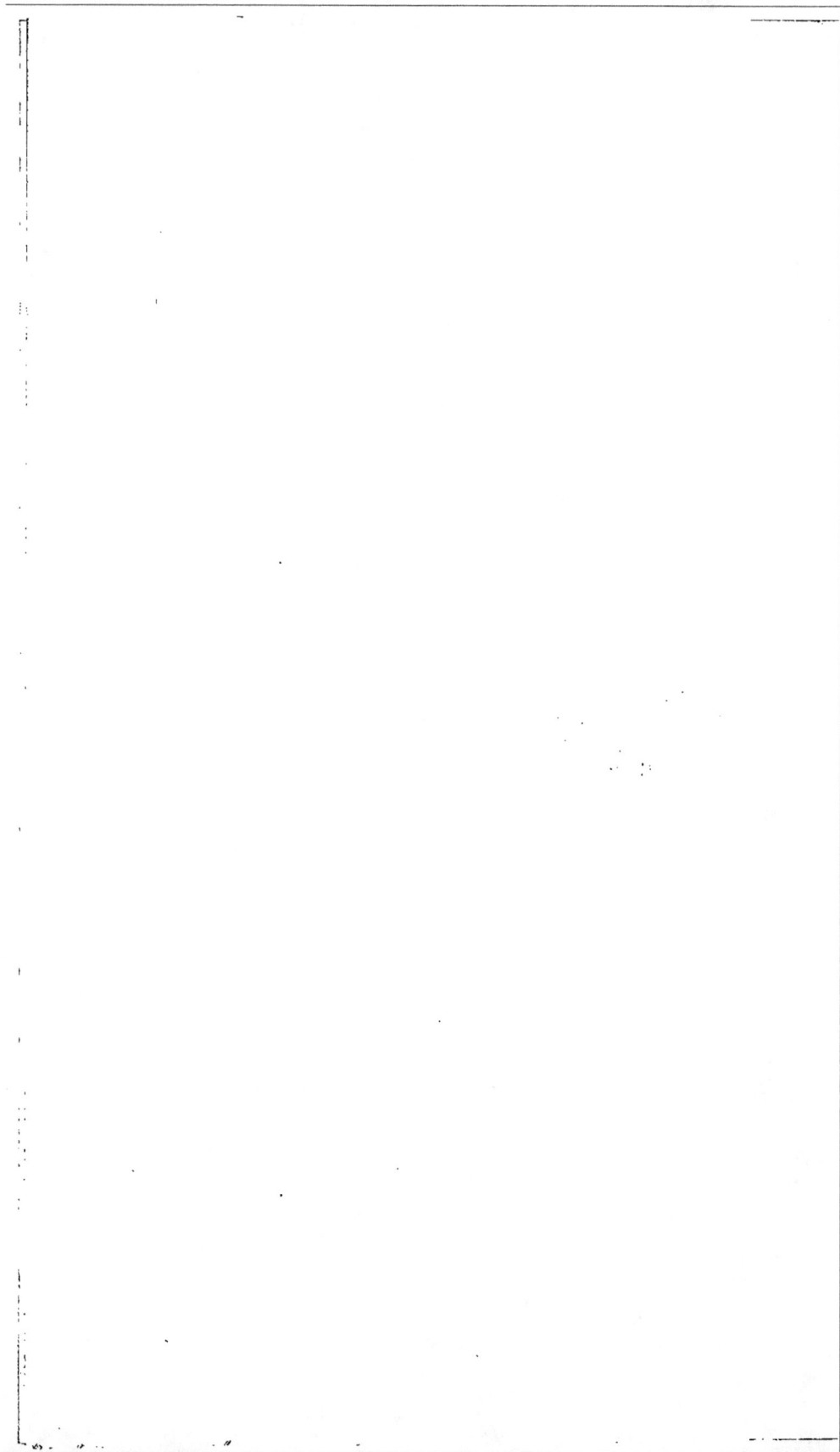

EXPOSITION SOMMAIRE

DES

PRINCIPALES DOCTRINES MÉDICALES.

PAR

A.-T. CHRESTIEN,

Docteur et Professeur-Agrégé de la Faculté de médecine de Montpellier, ex-Chirurgien de la Marine de l'Etat, Membre des Sociétés de médecine-pratique de Paris et de Montpellier, des Sociétés nationales de médecine de Bordeaux, de Marseille et de Lyon, de la Société médicale de Dijon, de la Société des sciences médicales de la Moselle, de l'Académie de médecine et de chirurgie de Madrid, de la Société des sciences médicales et naturelles de Bruxelles, etc.

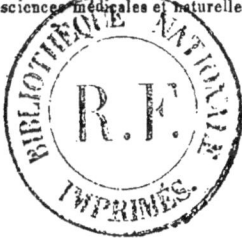

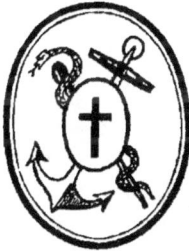

MONTPELLIER,

IMPRIMERIE DE RICARD FRÈRES, PLAN D'ENCIVADE, 3.

—

1850.

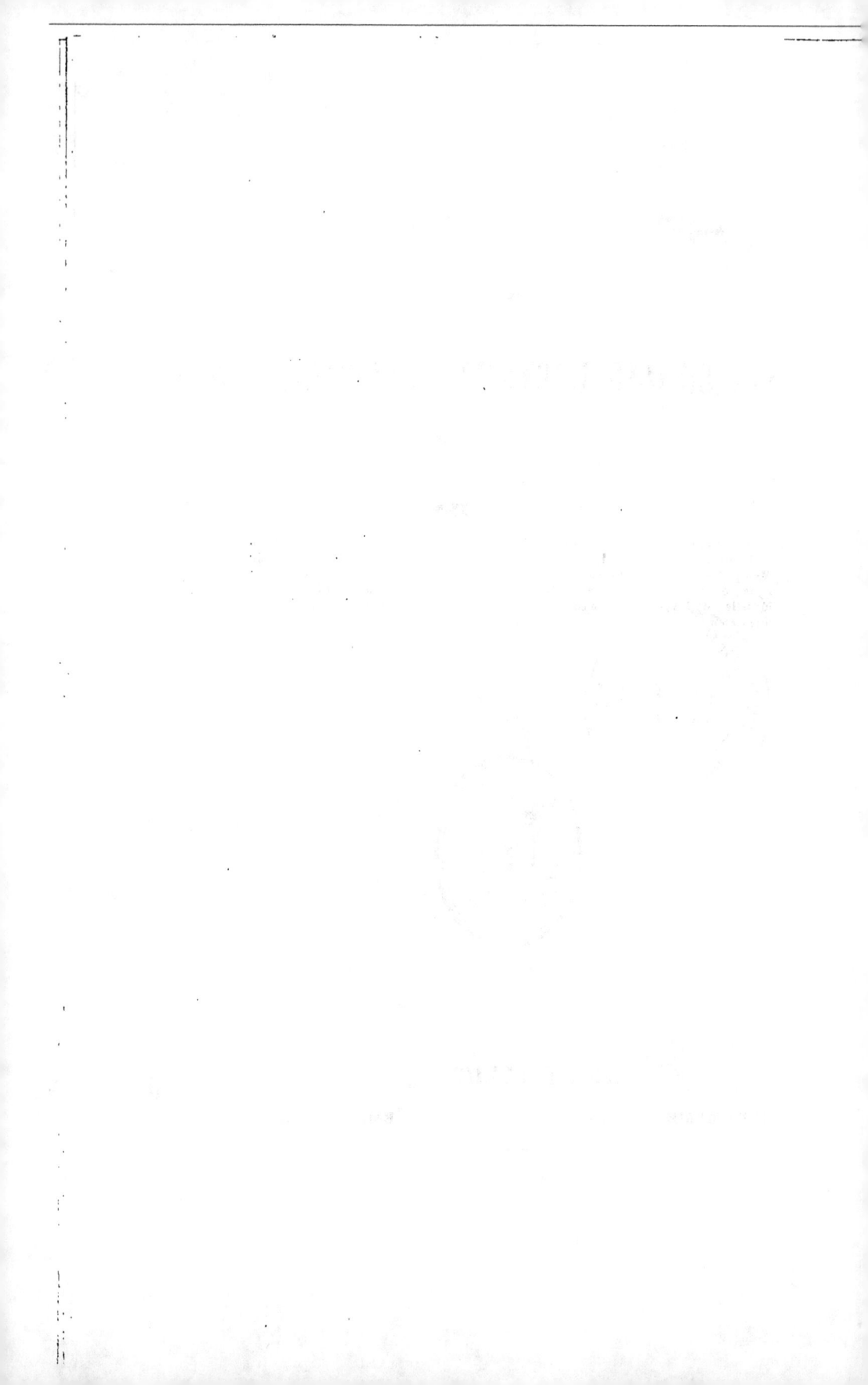

LE travail que l'on va lire fut composé en 1829, dans l'espace de trois mois; et voici à quelle occasion :

Feu Moreau (de la Sarthe), professeur de bibliographie médicale à la Faculté de médecine de Paris, ayant légué sa bibliothèque à celui des élèves de l'une des trois Facultés de médecine de France qui, dans un concours ouvert publiquement au sein de l'Académie, alors royale de médecine, montrerait le plus de savoir dans la littérature et la philosophie médicales, je m'empressai de me faire inscrire parmi les concurrents, afin de prouver à ma famille, à mes Maîtres et à tous mes Concitoyens, que j'avais bien mis à profit mes études médicales, qui touchaient à leur terme. Un de mes condisciples qui se trouvait à Paris au moment où les sujets des thèses furent tirés au sort, voulut bien, muni de mes pouvoirs, mettre sa main dans l'urne, et en tirer pour moi la *proposition* suivante : *Exposer sommairement la série des grandes époques des principales Écoles que la littérature et la philosophie médicales indiquent ; en faire connaître l'origine, en développer les principes, en signaler les conséquences, surtout par rapport à la médecine pratique.* Aussitôt que cette *proposition*, sortie de l'urne le 3 Février, me fut parvenue, je me mis à la développer; mais quand j'eus terminé mon travail, qui devait être remis le 5 Mai à la Commission du concours, des circonstances indépendantes de ma volonté m'empêchèrent d'aller en soutenir l'argumentation à Paris.

Connaissant toute l'imperfection d'un travail fait à une époque où mes études médicales n'étaient pas encore terminées, je me serais bien gardé de le publier avant de lui avoir imprimé toutes les corrections, et de lui avoir fait les diverses additions à l'aide desquelles je me propose de le présenter un jour au public sous le titre d'*Histoire littéraire et philosophique de la médecine*; mais la chaire de *pathologie et de thérapeutique générales* devenant vacante par la mort prématurée de Risueño, de qui j'avais dû être compétiteur dans le concours-Moreau (de la Sarthe), je ne crois pas pouvoir mieux justifier mon parti pris de disputer encore cette chaire, qu'en publiant un travail où j'ai cherché, il y a vingt et un ans, l'origine et les progrès des principales Écoles médicales, ainsi que leur influence sur la pratique. Le professeur Lordat dit (1), en effet, qu'un travail de ce genre doit apprendre les propositions fondamentales de la médecine, qui, présentées abstractivement, sont fastidieuses, vagues et incertaines. Or, la chaire de *pathologie et de thérapeutique générales* èst précisément celle qui doit

---

(1) De la perpétuité de la médecine, p. 283.

enseigner les propositions fondamentales de la médecine.

Voilà le seul motif qui m'a déterminé à publier un travail composé *in diebus juventutis meæ*. J'aime à croire que ce motif lui conciliera l'indulgence des Lecteurs.

1er Mars 1850.

EXPOSER SOMMAIREMENT

La série des grandes époques des principales écoles que la littérature et la philosophie médicales indiquent; en faire connaître l'origine, en développer les principes, en signaler les conséquences, surtout par rapport à la médecine pratique.

La Médecine ayant pour but principal l'étude de l'homme, l'homme a dû fixer tout d'abord son attention principale sur la Médecine : aussi a-t-on donné à ce mot des acceptions diverses.

Ceux qui définissent la Médecine d'après le sens étymologique, diffèrent entre eux en traduisant les mots *medicari*, *mederi*, tantôt par *guérir*, et tantôt par *remédier* ; et, de plus, le mot Médecine présente aujourd'hui, à l'esprit de beaucoup de gens, l'idée d'une science qui a pour objet l'histoire entière de l'homme, qui fait connaître l'organisme de cet être dans toutes les modifications qu'il éprouve au milieu des influences nécessaires ou accidentelles des divers corps de la Nature, et qui fournit les règles propres à conserver sa santé, et à guérir ou alléger ses maux (1).

Si l'on se borne à considérer la MÉDECINE sous le point de vue que fournit son étymologie, si l'on ne la considère que comme un art, il est vrai de dire que son origine se perd dans la nuit des temps et coïncide avec l'origine du monde; il est vrai de dire que le premier homme fut le premier médecin. Mais « il y a presque toujours dans l'acception usuelle des termes les plus généraux, dit M. Guizot (2), plus de vérité que dans les définitions plus précises en apparence et plus rigoureuses de la science. C'est le bon sens qui donne aux mots leur signification commune, et le bon sens est le génie de l'humanité. » Confions-nous donc à ce génie bienfaisant ; considérons le mot MÉDECINE dans son acception le plus répandue; faisons-nous l'idée d'une science formée de plusieurs branches, et qui doit occuper le premier rang dans le vaste champ des connaissances humaines. D'après cette juste appréciation de la grandeur, de l'éclat

---

(1) Raige-Delorme, Diction. de méd. en 21 vol., tom. XIV, pag. 45.

(2) Cours d'hist. moderne, 1re leçon, pag. 11.

et de la dignité de la MÉDECINE, disons, avec Celse (1), que son berceau lui fut commun avec celui de la philosophie, appelant de ce nom, à l'instar du professeur Prunelle (2), la science qui a pour objet de remarquer les effets pour en connaître les causes, d'expliquer les phénomènes particuliers par des principes généraux, et croyant inutile d'ajouter que, dans son enfance, la philosophie a été un mélange de vérités hardies et d'erreurs monstrueuses.

Sans nous arrêter aux temps héroïques ; sans nous risquer à un riant tableau des grâces mythologiques ; sans hasarder nos hommages à Zoroastre, Osiris, Apollon, Esculape, au centaure Chiron, à la fameuse Circé, nous n'invoquerons que des faits rigoureusement prouvés, pensant que ceux dont l'origine peut être fabuleuse ne doivent pas trouver place dans un ouvrage de didactique médicale. Les œuvres de Strabon, Diodore, Hérodote et des autres auteurs de l'antiquité, présentent trop de contradictions pour mériter de servir de guides, et la plupart des historiens du premier âge n'ont pas assez distingué les époques. S'il faut en croire

---

(1) *Præfat.*, pag. 2.
(2) Des études du médecin, de leurs connexions et de leur méthodologie, pag. 40.

quelques-uns, la médecine, en effet, était toute superstitieuse ; elle était pratiquée exclusivement par les prêtres ; d'autres, au contraire, blâment les premiers de ne pas avoir assez distingué les prêtres des médecins, les temples des écoles de médecine. Eh ! comment établir un jugement, lorsque Esculape était regardé par les prêtres comme un dieu, et comme un médecin par ses confrères ?

Les ouvrages d'Andréas sur l'*origine de la médecine*, ainsi que ceux d'Arius de Tarse, de Phérécyde, d'Érathostènes, de Polyanthus de Cyrène, qui tous avaient pris soin d'écrire la généalogie et peut-être l'histoire des Asclépiades, ayant été perdus, la littérature et la philosophie médicales ne nous indiquent pas, jusques à l'an 600 avant l'ère chrétienne, d'époque qui doive fixer notre attention. C'est dans les écoles philosophiques de la Grèce que nous trouvons les premières traces d'une théorie médicale (1). Les Sages de l'Ionie ne se contentèrent pas d'étudier l'origine du monde, la nature de Dieu et celle de l'âme; ils s'appliquèrent, en outre, à connaître la théorie des fonctions, autant dans l'état de santé que dans l'état de maladie. Thalès de Milet, le premier des sept Sages

---

(1) Voyez Celse, Leclerc, Éloy, Sprengel.

de la Grèce, eut, sur l'âme du monde, des opinions qu'il étendit à l'âme de l'homme, qui fut désignée sous le nom de *microcosme*. Pythagore, qui, dans ses voyages, se lia d'amitié avec Thalès, fonda, à Crotone, ville sur le bord de la mer Ionienne, une école devenue célèbre, et qui nous paraît être la première que nous devions indiquer.

L'école *Italique* est la première, selon Celse, qui ait joint l'étude de la médecine à celle de la philosophie : ses préceptes, comme ceux de toutes les écoles subséquentes, peuvent être distingués en préceptes théoriques et en préceptes pratiques. Ainsi, parlons d'abord de la psychologie et de la physiologie pythagoriciennes.

Les corps sont, d'après elles, composés d'éléments simples appelés *monades*; ces éléments ou principes déterminants, qui d'ailleurs ont une certaine étendue, et sont par conséquent de nature matérielle, peuvent être combinés entre eux, et forment ainsi les différents corps. Tous les corps en général sont pénétrés d'un principe *éthéré*, et les corps animés ont, en outre, le principe de la vie, résidant dans la chaleur. D'après l'école italique, la santé dépend de l'*harmonie* ou rapport du mouvement et des forces : elle est la continuation de la constitution primitive. Aussi les Pythagoriciens ne devaient-ils s'abandonner à aucune passion, pas même aux plus innocentes, telles que

les effusions de la joie, dans la crainte de troubler
cette harmonie (1). Pythagore enseignait que le
cerveau et le cœur sont les deux principaux instru-
ments de la vie; que les fluides du corps humain
sont du sang, de la lymphe ou sérosité, et de la
vapeur; qu'il y a trois sortes de vaisseaux : les
nerfs, les artères et les veines (2).

Quant aux préceptes pratiques, ils étaient dirigés
vers la conservation de la santé que Pythagore regardait avec raison comme le fondement de la fé-
licité humaine. On les trouve consignés, chez les
auteurs, sous le nom de maximes. L'une des principales est l'usage de mets simples, l'abstinence des
viandes ; mais celle qu'il nous paraît le plus à
propos de signaler ici, à cause du rôle qu'elle jouera
dans la suite, c'est la *dignité* des nombres. Pythagore
attribuait, en effet, plus de force aux nombres pairs
qu'aux nombres impairs. Suivant lui, le nombre de
sept est le plus parfait de tous. Leclerc pense qu'il
y a là quelque mystère, aussi bien que dans l'*harmonie* de toutes choses. Comment ne pas adopter
cette opinion lorsqu'on sait que Pythagore et ses
disciples, pour dérober sa doctrine à la connaissance du peuple, l'enveloppaient d'expressions

---

(1) Sprengel, Hist. de la méd., tom. I, pag. 230.
(2) Éloy, Diction. hist. de la méd.

étranges et singulières ? Pourquoi donc traiter de visions les préceptes d'un homme qui, deux cents ans après sa mort, fut déclaré, par le sénat romain, le plus sage de tous les Grecs, au rapport de Pline et de Plutarque ?

L'un des plus célèbres sectateurs de Pythagore fut Alcmœon, fils de Pirithus. De ce qu'il avança que les chèvres respirent par l'oreille, conclurons-nous qu'il connut la trompe d'Eustache; ou bien en déduirons-nous, malgré l'assertion de Chalcidius, qu'il ignorait les premières notions de l'anatomie ? Quelques-uns lui font honneur de la découverte du limaçon, partie de l'oreille interne (1). Empédocle d'Agrigente, qui lui succéda, croyait que les vertèbres résultaient de la distorsion ou de la fracture d'un os unique qui régnait tout le long de la colonne vertébrale; mais ce philosophe fut très-estimé comme médecin praticien. En outre de la guérison d'une femme que l'on croyait morte, dit Diogène-Laërce, et dont Empédocle appela la maladie du nom d'ἄπνους, sans respiration, le disciple de Pythagore délivra la Sicile de la peste et de la famine. N'est-ce pas la philosophie de son maître qui lui fit découvrir que ces deux fléaux étaient l'effet d'un vent du midi qui, soufflant con-

---

(1) Éloy, Diction. de la méd.

tinuellement par les ouvertures de certaines montagnes, infectait l'air et séchait la terre ? Anaxagore de Clazomène pensait que la bile, en pénétrant dans les poumons, les vaisseaux et la plèvre, devient la cause des maladies aiguës (1), etc.

Les philosophes pythagoriciens ne furent pas les seuls qui s'occupèrent de la médecine. Héraclite, qui vivait presque en même temps que Pythagore, disait que les organes des sens sont inactifs pendant le sommeil, et que leur communication avec l'âme du monde semble alors être interrompue (2). Professant la doctrine des atomes, que nous avons indiquée en parlant d'Anaxagore de Clazomène, il l'appuya de nouvelles preuves ; il admit un mouvement continuel de ces atomes dans une direction constante. Il n'était pas question, dans son système, d'un créateur quelconque ; tout y passait, au contraire, pour le résultat de la plus aveugle fatalité (3). D'après le système de Démocrite, la vision est le résultat de l'action sur l'œil de corpuscules indivisibles, revêtus de la forme du corps d'où ils émanent, et retraçant ainsi à l'âme l'image du corps qui leur a donné naissance.

---

(1) Sprengel, tom I, pag. 260.
(2) Sprengel, tom. I, pag. 268.
(3) Aristote, Plutarque, Sprengel.

Il expliquait l'audition par la réunion des particules sonores de l'air avec les corpuscules aériens de même forme que ceux qui se trouvent dans l'oreille. Diogène lui attribue plusieurs ouvrages de médecine, qui sont : *des maladies épidémiques ; du régime ; de la nature de l'homme ; des causes des maladies* ; mais Daniel Leclerc assure que ces ouvrages sont supposés. Démocrite instruisit dans la philosophie et la médecine un certain Diagoras qu'il avait acheté sur sa bonne mine, et qui se fait distinguer par son athéisme et l'arrêt lancé contre lui (1), plutôt que par ses connaissances en médecine.

Cependant, malgré ces heureuses circonstances, malgré cette apparence de progrès, les écoles de Rhodes, de Cos et de Gnide languissaient depuis long-temps, parce qu'elles manquaient de l'appui de la philosophie, de même que la philosophie ne pouvait faire faire à la médecine que des pas mal assurés sans le secours de l'expérience et de l'observation. Aussi, les écoles philosophiques dont nous avons parlé établirent-elles des relations avec les Asclépiades, dans la vue de perfectionner la théorie de la médecine. Les écoles de Gnide et de Cos furent les premières où la

(1) Éloy, Diction. hist. de la méd.

médecine se dépouilla des pratiques absurdes qui
en avaient jusqu'alors masqué l'exercice ; et cette
révolution, qui s'opérait d'abord graduellement,
fut prodigieusement activée par le génie et les travaux de l'immortel Hippocrate.

Ce grand homme, né dans une famille vouée
au culte d'Esculape dont la tradition le fait descendre, suça les principes de la médecine avec le
lait maternel, selon l'expression de Cabanis ; doué,
par la Nature, d'un génie à la fois observateur et
étendu, hardi et sage, il entra dans la carrière sous
les plus heureux auspices ; il exploita les matériaux
qu'il trouva tout préparés, et y joignit ses propres
observations ; il découvrit une foule de points de
contact entre celles-ci et celles de ses prédécesseurs ;
il médita les inscriptions votives qui lui retraçaient
le tableau des symptômes et du traitement des affections observées depuis une longue série d'années ;
il étudia les sentences gnidiennes ; il restaura l'étude
clinique, mais n'en fut pas le fondateur, quoique
Pline l'ait avancé.

Une foule d'auteurs répètent encore, sur la foi
de Celse, qu'Hippocrate sépara la philosophie de
la médecine. Cette proposition est non-seulement
contraire à la vérité, mais encore à la raison ; et
d'ailleurs, de quelle utilité auraient été à Hippocrate
les masses d'observations qu'il avait à compulser,
s'il ne se fût servi d'une bonne méthode philoso-

phique? Il ne s'arrêta que sur ce qui était important, et, par de belles et savantes combinaisons de
quelques données premières, il féconda les matériaux qui lui servirent pour composer des œuvres
dont la profondeur étonne encore le monde médical. Hippocrate proscrivit de la médecine les
subtilités des sectes philosophiques, les idées hypothétiques par lesquelles on cherchait à expliquer
tous les phénomènes de la Nature avant de les
avoir observés; mais il ne sépara point la médecine
de la philosophie. Il fit observer que la philosophie
ne suffit pas pour rendre un homme habile dans la
médecine; que la philosophie a pour objet la Nature
en général, tandis que la médecine s'attache à considérer la Nature par rapport à l'homme; que, pour
être philosophe, on n'en est pas pour cela médecin,
à moins qu'on n'ait étudié le corps humain, etc.;
que l'étude de l'homme ne pouvant s'approfondir
que par une longue expérience, il faut pour cela
un homme tout entier qui doit quitter le titre général de philosophe, et prendre le nom particulier
de médecin, sans qu'il s'abstienne pour cela de
philosopher dans sa profession. Si même le traité
De la décence appartient réellement à Hippocrate,
le Père de la médecine a étroitement uni celle-ci
à la philosophie, au lieu de les séparer l'une de
l'autre ; car il est dit dans ce traité : « Il faut faire
entrer la philosophie dans la médecine et la méde-

cine dans la philosophie ; un médecin qui est philosophe est presque égal à un dieu. » Aussi Hippocrate ne se borna-t-il pas à étudier la médecine sous son père Héraclide ; il prit encore des leçons d'Hérodicas de Sélivrée, sophiste d'un grand mérite, et qui unit étroitement la gymnastique à la médecine : il fut aussi disciple du sophiste Gorgias, de l'école de Pythagore, et, suivant quelques-uns, de celle d'Héraclite (1). Il fut admirateur de Démocrite. Hippocrate mérita le premier le nom de vrai médecin, parce qu'en effet, outre la médecine empirique et analogique qu'il savait, il était éclairé d'une saine philosophie, et devint le premier fondateur de la médecine dogmatique (2).

L'un des points les plus importants de la doctrine d'Hippocrate, celui du moins qui nous paraît devoir être signalé le premier, c'est l'admission d'un principe conservateur qu'il désigne sous les différents noms de *nature*, *chaleur innée*, etc., et qu'il ne confondait pas avec l'*âme*.

Sans nous arrêter aux différentes acceptions qu'on a données à ce mot employé par Hippocrate, nous devons signaler cependant l'importance qu'il attri-

----

(1) Leclerc, pag. 217.
(2) L'Encyclopédie de Diderot et d'Alembert, art. *Médecine*.

buait à la Nature dans la guérison des maladies. Admettant une dépendance réciproque entre tous les organes, admettant un *consensus* dont on ne saurait méconnaître ni l'importance, ni la réalité, il en déduisit une tendance de la Nature à un rhythme habituel, à l'état normal, et c'est ce qu'il appela *force médicatrice de la nature*, νουσων φυσιες ιητροι.

En outre des quatre éléments de tous les corps en général, Hippocrate admettait dans le corps humain quatre autres éléments ; savoir : le sang, la bile, la pituite et l'atrabile ; il enseignait que la prédominance de l'une de ces quatre humeurs constitue quatre *tempéraments*, et que chacune de ces humeurs prédomine dans chaque saison, dans chaque âge.

Hippocrate admettait encore dans le corps humain trois principes particuliers ; savoir : le *solide*, l'*humide* et les *esprits*, ou bien, en d'autres termes, les *parties contenantes*, les *parties contenues*, et *celles qui donnent le mouvement*. Ce dernier élément est regardé, par Hippocrate, comme cause fréquente de maladie : alors ce mouvement des humeurs porte le nom de ὀργασμος, *mouvement impétueux*. La *bile* et la *pituite* sont les humeurs qui causent le plus grand nombre de maladies. Les causes les plus générales sont les *aliments*, l'*air*, les *veilles*, les *passions*. Hippocrate pensait que l'adolescence, le printemps et un climat sec, doivent produire des maladies sanguines; que l'âge viril, l'automne et un climat variable, donnent lieu à des maladies *mélancoliques*; que la jeunesse, l'été et un climat chaud, déterminent des maladies bilieuses; et que la vieillesse, l'hiver et les climats humides, causent les maladies *pituiteuses*. En outre de ces différences de maladies, Hippocrate distinguait encore les maladies *aiguës*, ou courtes et violentes, et les maladies *chroniques*, ou longues. Il distinguait les maladies *héréditaires*, ou qui naissent avec nous, de celles qui viennent d'ailleurs; les maladies *de bonne nature*, ou faciles à guérir, des maladies *de nature maligne* ou dangereuses. Enfin, il appelait *endémiques* les maladies qui sont ordinaires à un pays, et *épidémiques* celles qui, régnant tantôt en un lieu, tantôt en un autre, ont cours parmi le peuple.

Hippocrate ayant observé les temps et les modes des mouvements salutaires de la Nature dans les maladies, distingua trois périodes qu'il désigna sous les noms de ἀρχὴ, commencement; ἀκμη, apogée, χάλασις, déclin. Dans les maladies de *nature maligne*, la mort tient souvent lieu de déclin. Il appela *crises*, du verbe κρίνω, je juge, les changements subits qui arrivent dans les maladies. Il nommait jours *critiques* ou *décréteurs* les 7ᵉ, 14ᵉ, 20ᵉ, 27ᵉ, 34ᵉ et 40ᵉ. Il nommait les 4ᵉ, 11ᵉ et 19ᵉ *indicateurs*, parce qu'ils indiquent, plutôt qu'ils ne produisent,

le changement qui doit survenir dans la maladie.
Il désignait les 6e, 8e, 10e, 12e, 16e et 18e jours,
sous le nom de jours vides, parce qu'ils ne jugent pas ou jugent mal, et sous celui de *jours mé-
dicinaux*, parce qu'ils sont favorables au temps
d'administration des remèdes.

La doctrine des crises et des jours critiques a
trouvé, parmi les successeurs d'Hippocrate, des détracteurs et des enthousiastes outrés, et aujourd'hui
les derniers sont en très-petit nombre. Cependant
il suffit de jeter un coup d'œil sur le vaste et mobile
tableau de la Nature, pour que l'observateur attentif
découvre dans tous les êtres des degrés variés, des
formes diverses qui se partagent la durée de notre
existence. La plante paraît, s'élève, dépérit et meurt
sur le sol qui la vit naître ; l'homme est conduit, par
des gradations successives, à la plénitude de la vie,
d'où la vieillesse et la décrépitude le mènent peu à
peu au tombeau. Attribuerons-nous à un hasard chi-
mérique ces phénomènes sublimes ? Non sans doute ;
nous y verrons l'empreinte d'un génie supérieur et
puissant dont les lois universelles régissent l'univers. Aussi, tout en admettant la doctrine des jours
critiques, avons-nous soin de nous soustraire scru-
puleusement à l'empire des nombres, et n'accordons-
nous pas aux jours critiques une précision numé-
rique qui ne se rencontre nulle part. Ce n'était pas
aux nombres mais bien à la lune qu'Hippocrate

croyait quelque influence sur les maladies. D'ailleurs, en établissant la doctrine des jours critiques, il n'a pas prétendu qu'elle fût absolue ; il cite lui-même l'exemple d'une crise salutaire arrivée le 6e jour d'une maladie. De plus, il a très-bien observé que les maladies différant entre elles par leur nature, leur marche et leur durée, les jours critiques ne sont pas les mêmes pour toutes les maladies. Ainsi les 4e et 7e jours ne sont pas *critiques* pour le rhumatisme aigu, dit Hippocrate, tandis qu'ils le sont pour la fièvre inflammatoire. Nous ne sommes pas loin de penser que, dans les maladies de même nature, on doive tenir compte, quant aux jours critiques, de l'âge, du tempérament, du sexe et autres circonstances. A toutes ces causes d'incertitude sur la doctrine des jours critiques, on doit ajouter l'embarras où l'on est souvent de connaître le jour de l'invasion de la maladie. Hippocrate regardait l'intervalle qui s'écoule depuis ce moment jusqu'au coucher du soleil, comme le premier jour ; il considérait la nuit suivante comme le commencement du second jour, des secondes vingt-quatre heures, l'observation lui ayant appris qu'une nuit orageuse est ordinairement suivie d'un jour inquiet.

La doctrine des crises et des jours critiques n'est point établie, comme voudraient le faire entendre ses détracteurs, sur les probabilités du hasard ; elle repose sur l'observation, et elle est éclairée par le flambeau de la séméiotique. « C'est la séméiotique, dit M. Double, qui nous montre que la Nature est utilement occupée du travail salutaire de la crise, et que nous devons rester spectateurs oisifs de ses utiles mouvements, ou du moins nous borner à en seconder l'action (1). » C'est encore sur la séméiotique qu'a été établie la science du pronostic, qui a été l'objet principal de l'admiration qu'excita l'oracle de Cos. « Un médecin, dit Hippocrate, qui rappelle à un malade tout ce qui lui est arrivé, et ce qui lui arrive de jour en jour, et qui, après avoir été informé de lui, ajoute ce que le malade a omis et prédit ce qui arrivera dans la suite, passera toujours pour connaître parfaitement l'état de ce malade, et fera qu'on s'abandonnera entièrement à sa conduite (2). » Il serait trop long d'énumérer ici les phénomènes qui présagent une terminaison fatale, heureuse ou métastatique : ce travail a déjà fourni plusieurs volumes; mais il est de notre devoir de dire que, depuis Hippocrate, la séméiotique a fait très-peu de progrès, et qu'il fut le fondateur de cette science, aussi bien que de celle des indications et des méthodes (3). Dans

---

(1) Séméiologie générale, discours prélim., p. xjx.
(2) Au commencement du livre des *Prénotions*.
(3) *Galen. meth. med.*, *l. V et VII.*

la plupart des maladies aiguës, Hippocrate se con-
tentait d'aider les mouvements de la Nature, qui
doit agir, en effet, dans la terminaison de toute maladie. Cependant il est des cas où l'art doit inter-
venir, et le médecin, renonçant aux méthodes naturelles, doit alors en suivre d'analytiques et d'empiriques. Hippocrate doit être considéré comme
ayant le premier fondé des méthodes sur un grand
nombre de faits, sur les fluxions, par exemple, sur
les plaies de tête, etc. Il se faisait un devoir d'observer avec soin l'état des forces dans les trois
époques qu'il avait distinguées dans les maladies
aiguës, savoir : la *crudité*, la *coction* et la *crise* ; de là,
le conseil de les soutenir (les forces), les relever
ou les modérer. Il avait pour principe de ne pas
contrarier la Nature, mais, au contraire, de la favo-
riser toujours. Il conseillait de ne jamais déterminer des purgations trop fortes, et de les diriger
vers la voie qu'indique la Nature. Hippocrate prescrivait la saignée dans la première période des
maladies aiguës : quant à la quantité, il a quelquefois saigné jusqu'à syncope. Ayant reconnu que les
humeurs subissent une altération quelconque dans
les maladies, il prétendait que c'était nourrir celle-
ci que de donner des aliments aux malades. Hippocrate a eu prescrit la diète absolue. Dans l'application des ces différents principes, dont nous
pourrions pousser plus loin l'examen, il faisait tou-

jours attention à l'intensité de la maladie, à l'âge, au sexe et à la constitution des sujets.

La plupart des historiens s'accordent à dire que les sages préceptes du Vieillard de Cos furent enfouis avec lui dans la tombe, que ses descendants, au lieu d'observer la Nature, se laissèrent éblouir par l'éclat des systèmes de Platon et d'Aristote. Après avoir mûrement médité la doctrine et surtout la philosophie d'Hippocrate, nous nous sommes convaincu que ces reproches ne sont pas aussi justes qu'ils paraissent l'être au premier abord. Nous n'attaquons pas les faits avancés par Galien et Celse, Leclerc et Sprengel ; sur quelles autorités nous appuierions-nous d'ailleurs ? Mais nous concluons d'une manière différente. Nous avouons que Polibe apporta des changements aux sentiments d'Hippocrate ; bien plus, nous avouons que Thessalus, Dracon et Polybe, les fils et le gendre d'Hippocrate, établirent la première école dogmatique : mais est-il rigoureux d'en conclure que les sages préceptes d'Hippocrate furent méconnus ? Non sans doute. Hippocrate fut lui-même le premier fondateur de l'école dogmatique, avons-nous dit avec l'auteur de l'art. *médecine*, inséré dans l'Encyclopédie de Diderot. Hippocrate n'avait certes pas la prétention de penser qu'il eût porté la médecine au plus haut degré de perfection, comme l'on peut s'en convaincre par la lecture de la réponse qu'il adressa à Démocrite, et où respire une profonde mélancolie. D'ailleurs, ce n'est point en adoptant aveuglément les différents points de sa doctrine, mais bien sa manière générale de voir, qu'on peut ajouter aux progrès de la médecine, comme le fait observer Barthez (1). « Préférons l'esprit à la lettre, et conservons l'un aux dépens de l'autre, disait M. Parizet, dans une lettre à M. Royer-Collard, sur le plan à suivre dans l'exposition de la doctrine d'Hippocrate (2). » En effet, pour avoir été élevé au rang des Dieux, Hippocrate n'en fut pas moins homme; il n'en paya pas moins son tribut à l'humanité par des erreurs de différente nature. Nous sommes loin de dire, avec M. Parizet : « Tout ce qui est conforme à la vérité vient d'Hippocrate, et compose essentiellement sa doctrine. Le reste est étranger et n'y doit point trouver place (3). » L'enthousiasme a tellement pénétré l'honorable académicien que nous citons, qu'il a porté sur l'anatomie un jugement que nous ne saurions approuver. « Assurément, dit-il, l'anatomie est une science fort utile; rien n'en peut tenir lieu en médecine.

_____

(1) Discours sur le génie d'Hippocrate.
(2) Biblioth. méd., tom. XIV, pag. 213.
(3) *Loc. cit.*

Elle est l'âme de la chirurgie, et l'on devrait toujours la savoir dans ses plus petits détails. Mais
c'est une science orgueilleuse qui porte beaucoup
trop haut ses prétentions. Bornée aux phénomènes de surface, elle ne peut rien nous apprendre
sur l'intime structure de nos parties; et c'est néanmoins dans la profondeur de leur substance et dans
les dernières expansions des extrémités artérielles,
veineuses, nerveuses et lymphatiques, que se
passent les plus étonnantes merveilles de la vie;
de sorte que, nous guidant bien partout ailleurs,
l'anatomie nous abandonne au point où elle nous
serait le plus nécessaire....... On doit donc peu
s'étonner qu'étant si mauvais anatomiste, Hippocrate ait été si grand médecin (1). » Sans chercher
à prouver que ces propositions sont fausses, qu'il
est inexact de dire que l'anatomie nous abandonne
au point où elle nous serait le plus nécessaire, il
nous paraît on ne peut pas plus probable qu'Hippocrate eût été encore plus habile médecin s'il eût
eu des connaissances exactes en anatomie.

Non-seulement il est injuste d'accuser les premiers descendants d'Hippocrate d'avoir abandonné
la voie qu'il leur avait tracée, mais ce reproche
n'est pas tout-à-fait fondé à l'égard de Platon lui-

_____

(1) *Loc. cit.*, pag. 214.

même, dont les idées philosophiques influèrent tant sur la doctrine dogmatique. En effet, Platon, dans sa physiologie, profita, dit Sprengel (1), des idées de tous ses prédécesseurs, mais plus particulièrement de celles d'Hippocrate. Il est d'accord, avec l'oracle de Cos, sur la *Nature*; il croyait, à peu près comme Hippocrate, que les maladies ont un certain temps fixé pour leur durée (2). Les admirateurs outrés du Père de la médecine déversent le blâme sur les médecins qui lui ont succédé, de ce qu'ils n'ont pas eu son génie. Certes, nous désirerions aussi bien qu'eux que cette impulsion donnée par Hippocrate aux progrès de la médecine se fût soutenue; mais le ciel, en créant un Hippocrate, ne contracta pas l'engagement de donner tous les jours au monde médical des génies aussi sublimes. Dans toutes les sciences qui s'occupent de *phénomènes*, c'est de faits en faits qu'on parvient aux grandes découvertes, trop heureux de trouver de loin en loin des penseurs profonds propres à bâtir quelques parties de l'édifice !

A l'exemple de Pythagore, de Démocrite et d'autres philosophes, Platon, ainsi nommé à cause de la largeur de ses épaules et de son front, *traita*

---

(1) Hist. de la méd., tom. I, pag. 342.
(2) Leclerc, pag. 266.

*de diverses choses concernant la théorie de la méde-
cine* (1). Recherchant toujours la cause première
des choses, il établit une communication directe
de l'intelligence humaine avec l'intelligence divine.
Il admit, en outre, qu'il a existé, de toute éter-
nité, une matière dépourvue de qualités, sans
forme, et composée seulement d'atomes élémentaires qui erraient dans l'espace sans être astreints
à un mouvement régulier. Il établit, entre la doctrine des éléments et les systèmes des physiologistes, une liaison qui n'avait pas existé jusqu'à
lui; mais il n'est pas toujours d'accord avec lui,
même relativement au nombre des éléments (2).
Telles sont quelques-unes des idées théoriques de
Platon. Passons maintenant à ses idées de médecine
pratique; ouvrons, à cet effet, le Timée : « Le
défaut de proportions entre les éléments physiques
du corps est la cause prochaine de toutes les maladies. Comme la moelle, les os, les muscles, les
ligaments, le sang et toutes les humeurs qui en
tirent leur origine, sont formés de ces éléments,
le défaut de proportion de ces derniers détermine
dans les humeurs une altération qui produit la
différence qui existe entre les maladies. L'atrabile

---

(1) Leclerc, Éloy.
(2) Sprengel.

résulte de la fonte et de la décomposition des fibres musculaires vieilles et dures, et la bile de la liquéfaction par la chaleur des fibres jeunes et tendres. »

Nous ne pousserons pas plus loin l'exposition des idées matérielles de Platon sur la formation des maladies ; toutefois nous ajouterons ici quelle était la manière dont il expliquait la formation du corps humain, parce que ces idées seront reproduites par Asclépiade. Platon considérait le corps humain comme un composé de triangles extrêmement petits et déliés. Suivant lui, l'âme est unie au corps par l'intermédiaire de la moelle. Nous n'essaierons pas de nier que ces idées sont erronées, que ces erreurs médicales se retrouvent dans les écrits de l'antiquité ; mais nous n'en admirerons pas moins Platon pour l'étendue de ses connaissances, la grandeur de son génie et la beauté de sa morale. Il semble parler, dit Quintilien, moins le langage des hommes que celui des Dieux. Il se servait si heureusement du style attique, qu'il fut surnommé, de son temps, *apis attica*. Tout en regrettant que Platon ait associé des idées par trop mécaniques aux abstractions du spiritualisme qu'il professa, nous nous contenterons de dire qu'il fut un de ces exemples qui prouvent qu'il échappe aux grands hommes des absurdités bien propres à consoler l'ignorance, et à corriger l'orgueil du savoir.

L'école *dogmatique* dont nous avons déjà parlé, et à laquelle Hippocrate lui-même ne fut pas tout-à-fait étranger, est, sans contredit, la première dont nous ayons à nous occuper. L'école dogmatique fut, dans le principe, une réunion de médecins qui firent usage du raisonnement. Elle puisa quelques-uns de ses principes dans la physique de Platon ; plus tard elle en emprunta au stoïcisme, et l'ancien système de Pythagore sur l'influence des nombres fut également admis par l'école dogmatique. De ce que quelques médecins abusèrent du raisonnement, et se livrèrent aux subtilités de la philosophie scholastique, l'on chercha à jeter de la défaveur sur la médecine dogmatique. Mais quel est le bienfait dont l'homme n'ait pas abusé? Si l'on eût continué de suivre la voie tracée par Hippocrate, dit Sprengel, la médecine eût fait des progrès étonnants par les découvertes postérieures en anatomie. Nous croyons ce langage susceptible d'une légère, mais importante modification. Il nous paraîtrait plus exact de dire : « si le génie d'Hippocrate eût éclairé ses descendants, etc. »

En effet, Hippocrate ne rechercha-t-il pas lui-même les causes prochaines des fonctions et des maladies? Ne fut-il pas le fondateur de la théorie physiologique des éléments? Mais, objecte-t-on, Hippocrate ne déduisit pas ses règles thérapeutiques des subtilités scholastiques. Nous pouvons alléguer le même moyen de défense en faveur de l'école dogmatique. « Quant à la pratique de Dioclès, dit Leclerc, d'après Cœlius-Aurélianus, elle était à peu près la même que celle d'Hippocrate. Il saignait, purgeait comme lui et dans les mêmes occasions (1). » Aussi fut-il appelé le second Hippocrate. La pratique de Praxagore, l'un de ceux qui ont soutenu le plus dignement l'honneur de l'école dogmatique, était encore conforme à celle du Vieillard de Cos. Comme lui, il administrait les vomitifs dans l'*iléus*. Ce n'est donc point à tort que l'école dogmatique se parait du titre d'école hippocratique, puisqu'elle suivait les principes du médecin de Cos.

Quelques médecins, parmi lesquels on peut ranger Chrysippe de Gnide, enthousiastes des spéculations philosophiques, abandonnèrent la voie de l'observation, et établirent des dogmes hypothétiques. Ces dogmes furent avidement recueillis par les détracteurs de l'école dogmatique, et lui furent imputés, comme s'il existait une école à laquelle on ne puisse faire de pareilles imputations. L'école dogmatique, avons-nous déjà dit, fut celle qui usa du raisonnement : elle ne saurait donc reconnaître ceux qui en abusèrent. Le raisonne-

---

(1) Hist. de la méd. , pag. 282.

ment, répéterons-nous toutes les fois qu'il le faudra, doit accompagner l'expérience. Celui qui raisonne avant d'avoir observé, s'expose à ne jamais atteindre la vérité; de même que la vérité ne saurait éclairer celui qui ne fait pas suivre les faits par le raisonnement. Cette proposition s'applique naturellement, ce nous semble, à la rivale de l'école dogmatique.

Les sectateurs de l'école dogmatique qui abandonnèrent le sentier de l'observation et se jetèrent dans le vaste champ de la dialectique, furent, avons-nous dit, des fanatiques, c'est-à-dire des hommes qui méconnurent les vrais principes de l'école à laquelle ils se faisaient gloire d'appartenir; tandis que les fondateurs de l'école empirique professèrent hautement eux-mêmes « qu'il ne sert de rien de raisonner dans la médecine, et qu'il faut s'attacher uniquement à l'expérience. » Or, nous le demandons, laquelle des deux, de l'école dogmatique ou de l'école empirique, s'est écartée davantage des sages préceptes du Prince de la médecine?

L'école *empirique* fut fondée, selon Celse, par Sérapion, Alexandrin, et, suivant Galien, par Philinus, de l'île de Cos. Ces deux médecins vivaient, suivant Éloy, dans le 38e siècle; enfin, Pline prétend que c'est à Acron d'Agrigente, vivant au 36e siècle, que l'école empirique doit son origine. Mais, comme le fait observer Leclerc, il y a eu deux sortes d'empiriques parmi les anciens médecins. Les uns, antérieurs à l'époque où la médecine fut réunie à la philosophie, n'ont pas porté le nom d'empiriques, parce qu'il n'y avait pas de distinction à établir; les autres, antagonistes de l'école dogmatique, choisirent eux-mêmes ce titre, et affectèrent de faire secte à part. Acron d'Agrigente fut empirique comme le furent les Asclépiades. D'après l'auteur de l'article *médecine*, inséré dans l'Encyclopédie de Diderot, l'école empirique commença après la mort d'Érasistrate et d'Hérophile, dans le 38ᵉ siècle, environ 287 ans avant J.-C.

L'école empirique tira son nom du mot grec ἐμπειρία expérience, parce qu'elle ne reconnut que l'expérience pour guide. Son art avait pour fondements *l'observation*, *l'histoire* et la *substitution d'une chose semblable* ou *l'analogisme* : c'est ce que Glaucius appelait τρίπους τῆς ἰατρικῆς, le trépied de la médecine. Cependant, malgré la prétention qu'ils avaient proclamée « qu'il ne sert de rien de raisonner dans la médecine, » les empiriques furent obligés de recourir à l'*épilogisme*.

D'après ce que nous venons d'exposer, il est manifeste que le dogmatisme et l'empirisme divisèrent le monde médical, peu de temps après la mort d'Hippocrate. Ces deux écoles peuvent être considérées comme les écoles mères de toutes les autres; elles furent l'une et l'autre l'objet de justes critiques, et cependant elles existent encore de nos jours, comme nous aurons l'occasion de le démontrer.

En outre des raisons sur lesquelles nous avons appuyé la supériorité que nous accordons à l'école dogmatique sur l'école empirique, il en est une bien grande et bien importante : nous voulons parler de l'étude de l'anatomie à laquelle se livrèrent avec ardeur Dioclès qui, le premier, a tracé l'ordre qu'il faut observer pour disséquer les différentes parties du corps des animaux ; Praxagoras, qui, le premier, a distingué des veines les artères proprement dites, et cet Aristote dont la philosophie altéra, il est vrai, la doctrine d'Hippocrate, suivant quelques esprits chagrins, mais qui fit tant de découvertes anatomiques, et qui fut surnommé le Prince des philosophes, avec autant de justice qu'on avait appelé Hippocrate le Prince de la médecine.

Après la mort d'Alexandre, après la distribution qui fut faite de ses états, l'an 321 avant J.-C., Ptolomée Soter, son fils Philadelphe, et son petit-fils Evergète, accordèrent une telle protection aux savants, qu'Alexandrie devint, sous leur règne, le centre de toutes les connaissances. Les médecins y affluèrent de toutes parts, et leur réunion prit le nom d'école d'Alexandrie ; mais cette école était animée par le dogmatisme. Hérophile et Érasistrate, qui, suivant le témoignage de Celse et de Galien,

furent les deux plus grands anatomistes connus
jusqu'alors, furent aussi deux puissants défenseurs
du dogmatisme. Ici nous sommes obligé d'avouer
que la médecine de ces dogmatiques différa de celle
d'Hippocrate, puisqu'ils n'employèrent presque pas
la saignée ni les purgatifs. Cependant nous ferons
observer que la méthode rafraîchissante qu'employait Érasistrate (citrouilles, herbages) pouvait, dans quelques cas, suppléer aux évacuants.
D'ailleurs, Érasistrate était tellement pénétré de
respect pour Hippocrate, que, lorsqu'il ne par-
tageait pas le sentiment de ce grand homme, il
ne le réfutait jamais personnellement, mais s'attachait à combattre les écrivains qui avaient défendu le point de doctrine avec le plus de zèle (1).
Sérapion, au contraire, ne se borna pas à écrire
avec véhémence contre Hippocrate, mais il alla
jusqu'à maltraiter ce grand homme (2). Érasistrate
n'était pas moins ennemi des *raisonnements superflus*
que des médicaments trop composés, dit Leclerc (3).
Or, le témoignage de cet historien nous paraît fort
utile pour soutenir la cause que nous avons dé-

---

(1) *Galen.*, *de atrabile*, pag. 361.
(2) *Galen.*, *de subfigur. empiric.*, tom. XIII, pag. 68.
(3) Histoire de la médecine, pag. 309.

fendue, savoir : que le dogmatisme repose sur l'*usage*, et non sur l'*abus* du raisonnement.

Hérophile vivait, d'après Éloy, vers la fin du 37e siècle, sous le règne de Ptolémée Soter, et Érasistrate vécut au commencement du 38e siècle du monde. Ils furent les premiers qui disséquèrent des cadavres humains, profitant de la liberté qu'en accordèrent les Ptolémée, qui eux-mêmes ne dédaignèrent pas d'étudier la structure de l'homme, et déracinèrent ainsi l'antique préjugé qui faisait ranger l'anatomie parmi les plus grands crimes (1).

L'une des plus importantes découvertes d'Hérophile, est celle des fonctions du système nerveux (agent des sensations) : il donna la description du sinus droit, et assigna le nom de *pressoir* au confluent des quatre *sinus*. Il n'est pas d'élève en médecine qui ne connaisse le pressoir d'Hérophile. Il désigna sous le nom de *calamus scriptorius* la rainure longitudinale qui s'observe entre les prolongements inférieurs du cervelet. Ce fut lui qui, le premier, désigna l'intestin *duodénum* sous ce nom.

A peine avait-on reconnu les pulsations naturelles des artères, qu'Hérophile établit un système sur cette découverte. Il n'a pas clairement décrit le

---

(1) Sprengel, tom. I, pag. 427.

pouls plein, mais il connaissait très-bien le pouls sautillant, et le désigna même sous ce nom.

La principale découverte d'Érasistrate est celle de certains vaisseaux blancs qu'il trouvait dans le mésentère des chevreaux qui tètent, et qu'il croyait être des artères. Il ajoutait que ces vaisseaux paraissaient premièrement pleins d'air, et ensuite de chyle. Ce fut lui qui, le premier, démontra la fausseté de l'opinion attribuée par quelques–uns à Platon, et par d'autres à Hippocrate, d'après laquelle les boissons s'insinuent dans la trachée-artère, et il distingua ce canal des artères proprement dites, en y ajoutant l'épithète de τραχεῖα, âpre au toucher (1).

La division de la médecine en trois parties est-elle due à la nouvelle acquisition des connaissances anatomiques, ou bien est–elle le résultat de quelques vues philosophiques? Quoi qu'il en soit, nous croyons de notre devoir de noter ici que ce fut au temps d'Hérophile et d'Érasistrate, s'il faut s'en rapporter à Celse, que la médecine, qui, jusqu'alors, avait été exercée avec toutes ses dépendances par une seule personne, fut partagée en trois parties, dont chacune fit, dans la suite, l'occupation d'une personne différente. Ces trois branches

---

(1) Plutarque, Macrobe, Sprengel.

furent la *diététique*, la *chirurgique* et la *pharmaceutique*.

La *diététique* s'occupait du régime et de la prescription des médicaments internes; la partie *chirurgique* n'avait pour objet que les opérations proprement dites, telles que la réduction des hernies, des luxations ou des fractures, l'extraction des calculs urinaires par le petit appareil, tel que Celse l'a décrit, l'amputation des membres, etc.; la *pharmaceutique* avait pour but, non-seulement la préparation des médicaments, mais encore le pansement des ulcères, des tumeurs et des plaies (1). Toutefois cette distinction ne fut pas d'abord adoptée dans la pratique, car, vers l'an 165 de l'ère chrétienne, les deux premières branches étaient encore unies, comme le prouvent les écrits de Galien : elle ne fut qu'illusoire, suivant quelques historiens, et il faut avouer qu'on n'en trouve des traces bien prononcées qu'à l'époque de la renaissance des lettres. C'est à l'année 1163 qu'il faut rapporter la véritable séparation de la médecine et de la chirurgie; le concile de Tours ayant défendu aux ecclésiastiques, qui partageaient alors avec les Juifs l'exercice de la médecine dans l'Europe chré-

(1) Introduct. au Dict. des sciences méd., pag. xxxjv.

tienne, toute opération sanglante , la chirurgie fut abandonnée aux laïques (1).

Les Romains, uniquement occupés du soin d'é- tendre leurs conquêtes par la voie des armes , restèrent plongés quatre ou cinq siècles dans l'ignorance. Ils confiaient la médecine à des esclaves de leur nation ; ou bien, si quelques médecins grecs tombaient en leur pouvoir , ils devaient se juger très-flattés d'être utiles à leurs maîtres. Or , nous le demandons, Caton avait-il droit de se plaindre des noms de *barbares* , d'*opiques* , donnés à ses concitoyens par les médecins de la Grèce? Dans le temps de l'expédition de Pyrrhus en Italie, le peuple romain n'aimait encore que la gloire des armes, et n'admirait que les vertus fortes qui main- tenaient la liberté dans l'État et conservaient le respect des lois et des mœurs ; il vivait dans une ignorance complète des arts (2). Les victoires des consuls Paul-Émile , Lucullus et Pompée , intro- duisirent , chez la jeunesse romaine, le goût de la philosophie. Paul-Émile, dans le voyage qu'il fit en Grèce, après avoir vaincu Persée , dernier roi de Macédoine, demanda aux Athéniens un excel-

---

(1) Richerand, Nosog. chirurgicale ; histoire de l'art, pag. xvij.

(2) Œuv. complètes de Ségur , tom. XV, pag. 584.

lent philosophe pour achever d'instruire ses enfants, et ce héros désintéressé ne conserva de tous les trésors de Thésée que la bibliothèque de ce malheureux roi (an 160 avant J.-C.). Lucullus ayant été remplacé, dans le commandement de l'armée romaine, par Pompée, l'an 636 de Rome, et 66 avant J.-C., ne voulut plus vivre que pour ses amis, les plaisirs et les lettres. Il aimait à rassembler chez lui tous les livres qu'il trouvait à acheter, et sa bibliothèque était ouverte à tous ceux qui désiraient s'instruire.

La victoire que remporta Pompée sur Mithridate, dit Pline, fut avantageuse à la République romaine, non-seulement par l'agrandissement de ses états, mais encore par l'usage que ses citoyens en tirèrent dans la suite, par rapport à la santé.

Suétone nous apprend que J. César donna le droit de bourgeoisie de Rome à tous ceux qui faisaient profession de médecine, et à ceux qui enseignaient les arts libéraux, afin qu'ils demeurassent plus volontiers dans cette ville, et que d'autres vinssent s'y établir.

Archagathus, fils de Lysanias, fut le premier médecin grec qui répondit à cet appel, l'an 534 de la fondation de cette ville, 219 ans avant J.-C. Il y obtint le droit de bourgeoisie. Dans les premiers temps de sa pratique, il n'eut que des

plaies à traiter : aussi fut-il surnommé *Vulnerarius*,
guérisseur de plaies ; mais ayant été, dans la suite,
consulté pour des cas plus graves , étant obligé
d'employer la cautérisation et de pratiquer des
amputations, on changea son premier nom en celui
de *bourreau*, sa pratique paraissant très-cruelle.

Asclépiade, de Pruse en Bithynie, d'une famille
autre que celle des Asclépiades, descendants d'As-
clépias, vint à Rome peu après la conquête de
l'Orient, alors que les Romains curieux et pleins
de vanité, accueillaient avec empressement tous
les étrangers qui leur faisaient connaître de nouvelles hypothèses. Suivant une marche directement
opposée à celle d'Archagathus, il étudia le caractère des maladies, permit à chacun de satisfaire
ses penchants, et n'épargna aucun moyen pour se
concilier la faveur des grands et du peuple. Aussi
les Romains crurent-ils voir en lui un génie bienfaisant envoyé par le ciel (1). L'exposition qu'a
faite Leclerc de la pratique d'Asclépiade nous permet de penser qu'il ne pratiquait pas la chirurgie,
et nous ne faisons pas difficulté de croire que cette
sage réserve lui ait valu la supériorité qu'il obtint
sur la mémoire d'Archagathus. Dans les cas d'esquinancie, Asclépiade pratiquait cependant une in-

---

(1) Pline, Sprengel.

cision aux amygdales, et même la laryngotomie, si la saignée du bras, de la langue ou du front ne suffisait pas. Il pratiquait en outre la paracenthèse, dans les cas d'hydropisie ; mais il faisait une ouverture fort étroite. Voilà à quoi se bornait sa pratique chirurgicale, d'après Leclerc. Mais ce n'est pas de sa pratique, à proprement parler, que nous devons nous occuper ici ; passons à sa philosophie ou plutôt à son système, qui a transmis à la postérité le nom d'Asclépiade.

La doctrine des atomes, sur laquelle était établi le système d'Asclépiade, avait été déjà enseignée, il est vrai, par plusieurs philosophes, parmi lesquels nous avons cité Pythagore, Anaxagore, Leucippe, Démocrite, Platon ; mais elle n'avait pas encore été combinée avec la médecine d'une manière aussi intime que le fit Asclépiade. Il enseigna : 1º que la matière est inaltérable ; 2º que tout ce que nous voyons est composé de petit corps ou *atomes* entre lesquels il y a plusieurs *vides* ; 3º que le corps de l'homme résulte de la réunion accidentelle d'atomes qui affectent une forme déterminée ; 4º que l'âme elle-même est composée d'*atomes* plus déliés, qu'il appelait ὄγκους λεπτομερεῖς, masses composées de parties subtiles ; 5º que la santé résulte du juste rapport des *atomes* à leurs pores ou *vides* ; 6º enfin, il n'admettait aucune force primitive dans les corps : bien plus, il niait que l'âme ait aucun penchant ni aucune aversion ; pensant que l'homme est conduit par certains *simulacres*, φαντασίαις, et par une certaine *réminiscence* : eh ! que ne niait pas Asclépiade ? Il se moquait particulièrement de la *Nature* et des *facultés* admises par Hippocrate.

La santé résultant, d'après Asclépiade, du juste rapport des atomes à leurs pores, il n'est pas difficile de conclure que les maladies étaient pour lui le résultat de la disproportion des atomes aux pores ; mais ce qu'il nous reste à dire, c'est qu'Asclépiade admettait la fragilité des atomes, et que de cette fragilité résultait quelquefois, selon lui, la trop libre circulation des fragments d'atomes, relative à leur ténuité, mais plus souvent l'obstruction des pores par la réunion de ces fragments d'atomes qui forment en quelque sorte un *sédiment*.

Guidé par ces idées sur la formation des maladies, Asclépiade conseillait, dans la plupart des cas, les frictions, la promenade, la gestation, se proposant, par ces moyens, de désobstruer les pores, et de faciliter la progression des atomes qui, par leur séjour, causaient les maladies. L'abstinence des viandes était encore l'une de ses principales règles thérapeutiques. Il ordonnait à ceux qui avaient le *flux de ventre*, dit Celse, de boire de l'eau très-fraîche, et il prescrivait dans certains cas les bains froids ; il prenait même plaisir à être appelé *le médecin de la fraîcheur* (1). Le vin était aussi l'un de ses moyens curatifs ; quelquefois il l'étendait d'eau de mer afin qu'il eût plus de force pour dilater les pores : il l'appelait alors *vin mariné*. Il faisait enivrer les phrénétiques pour leur procurer du sommeil ; il faisait boire du vin trempé aux léthargiques pour réveiller leurs sens assoupis (2). Asclépiade employait rarement les purgatifs, conformément à la doctrine d'Érasistrate ; mais ils étaient guidés l'un et l'autre par un motif différent : Érasistrate croyait que les purgatifs produisent les humeurs au lieu de les évacuer ; Asclépiade pensait qu'il n'y a pas de maladie produite par la trop grande abondance des humeurs, mais seulement par une disproportion entre les atomes et les pores. Quant à la saignée, qu'Érasistrate employait si rarement, Asclépiade l'administrait dans l'épilepsie, et en général dans toutes les maladies convulsives. Il saignait dans la pleurésie, et non pas dans la pneumonie. Il disait que les douleurs sont causées par *la rétention des plus grands d'entre les petits corps dans les passages, et que, ces corps étant composés de sang, il n'y a que la saignée qui puisse les tirer de là.*

Au cas que nous n'ayons pas fait assez paraître

---

(1) Éloy.
(2) Cœlius-Aurelianus.

le dogmatisme dans la doctrine que nous venons d'exposer, nous ajouterons, sur la foi de Cœlius-Aurelianus, qu'Asclépiade soutenait que rien n'*arrive sans quelque cause*; et c'est par là que nous terminerons ce que nous avons à dire de ce médecin, sans oublier pourtant de signaler les belles promesses qu'il faisait à ses malades par ces trois mots : *tutè*, *celeriter* et *jucundè*. Le charlatanisme n'est donc pas né d'hier !

Asclépiade florissait déjà à Rome dès l'an du monde 3910. Il acquit une grande réputation qui lui survécut très-long-temps. Mithridate, roi de Pont, fit de vains efforts pour l'attirer à sa cour. Aquilée l'appela le *premier des médecins* après Hippocrate. Asclépiade eut un grand nombre de disciples et de sectateurs, parmi lesquels on cite Julius Bassus, Cassius, surnommé le *médecin philosophe*, Nicératus, Petronius et Thémison de Laodicée, qui a vécu jusque vers le milieu du 40e siècle, et qui fut le fondateur d'une école dite *méthodique* (1).

Thémison, séduit par l'apparence de simplicité qu'avait la doctrine de son maître, conçut, à l'âge de 55 ans, l'idée de trouver une méthode encore plus simple que celle d'Asclépiade, et qui, par cela

---

(1) *Dioscorides, lib. I, præfat.*

même, fut plus facile (1) : de là dérive le nom
d'école méthodique, du mot *méthode*. Son système
est établi sur les analogies et les indications communes à plusieurs maladies, indications basées elles-
mêmes sur la théorie corpusculaire. Ainsi, toutes
les maladies, d'après Thémison, sont produites par
le relâchement ou le resserrement des pores. Une
troisième classe est le résultat d'un état intermédiaire. Thémison, en outre de ces trois classes de
maladies, les distingua toutes en aiguës et en chroniques.

Thémison s'écarta de la doctrine de son maître
en regardant comme inutile la connaissance des
causes des maladies.

La thérapeutique de l'école méthodique était
fondée sur les moyens les plus simples; et, d'après
leur théorie *pathogénique*, les méthodistes faisaient
respirer aux malades un air resserrant ou relâchant, selon le besoin. Pour avoir un air relâchant, ils choisissaient des chambres bien claires,
fort grandes, et médiocrement chaudes. Pour donner
aux malades un air resserrant, ils les faisaient placer
dans des appartements peu éclairés et frais; ils les
faisaient descendre dans des grottes et des lieux
souterrains. Ils bannirent les purgatifs, parce que,

---

(1) Mémoires de Goulin.

disaient–ils, ils relâchent le ventre et causent une maladie en en guérissant une autre. Ils considéraient la saignée comme le meilleur moyen relâchant.

Nous ne saurions méconnaître que Thémison s'écarta de l'école dogmatique en niant l'utilité de la connaissance des causes dans les maladies; mais cet aveu ne nous empêche pas de le ranger parmi les dogmatiques, car il reconnaissait que le *raisonnement* et l'*expérience* sont les deux bases de la médecine. Ne raisonnait–il pas sur les indications thérapeutiques fournies par les diverses périodes des maladies? D'ailleurs personne n'a encore osé avancer que les principes d'une école fussent immuables. La Nature n'est-elle pas le théâtre où paraissent chaque jour des objets nouveaux? « Les hommes se font moralement comme physiquement, dit M. Guizot; ils changent tous les jours; leur être se modifie sans cesse. Le Cromwel de 1650 n'est pas le Cromwel de 1640. Il y a bien toujours un fond d'individualité, le même homme qui persiste; mais que d'idées, que de sentiments, que de volontés ont changé en lui (1)! » Pourquoi exiger d'une école, d'une secte, d'une réunion d'hommes qui vivent dans des lieux, dans des temps dif-

(1) Cours d'histoire moderne, 6ᵉ leçon, pag. 25.

férents, pourquoi en exiger plus de stabilité dans les opinions ?

Chaque âge a ses plaisirs, son esprit et ses mœurs (1).

Thémison naquit l'an du monde 3949, après la mort d'Asclépiade. Le but qu'il se proposa était de trouver une méthode facile pour étudier et pratiquer la médecine : ce but nous paraît digne d'éloges, quelle que soit d'ailleurs l'opinion que l'on se forme de l'école *méthodique*. Quoique Sprengel n'ait pas une haute idée de son habileté dans le traitement des maladies, il est vrai de dire qu'il fut appelé *summus auctor* par Pline. La citation que quelques critiques ont puisée dans la 6e satire de Juvénal, fait l'éloge de Thémison, loin d'être à sa honte, puisque le poète s'était servi du nom de Thémison à cause de sa célébrité (2), lorsqu'il dit :

.... *Quorum si nomina quæras,*
Promptiùs expediam, quot amaverit oppia mœchos ;
Quot Themison *ægros autumno occiderit uno.*

Thémison fut l'inventeur du sirop de diacode, si toutefois l'on peut donner ce nom à un com-

---

(1) Boileau, art poét., chant 3e.
(2) Mémoires de Goulin.

posé pharmaceutique où le sucre est remplacé par
le miel ; et il paraît qu'on lui doit le premier usage
des sangsues (1). Il définit la médecine : « une méthode qui conduit à faire connaître avec précision
et clarté ce que les maladies ont de commun entre
elles. » Cette définition est très-incomplète, il est
vrai, mais elle indique du moins l'un des objets
de la médecine.

Des disciples de Thémison, il n'en est que deux
dont l'histoire nous ait transmis les noms : ce sont
Proculus, dont Cœlius-Aurelianus dit fort peu de
chose, et un certain Eudème, célèbre par son commerce adultère avec la femme de Drusus, nommée
Livie, et non Sivilla, comme on le trouve dans
Sprengel (2).

Parmi les nombreux sectateurs de Thémison,
l'histoire cite Vectius Valens, qui eut avec Mes-
saline, femme de Claude, le même commerce
qu'Eudème avait eu avec Livie ; Thessalus, qui
vivait sous Néron, environ 50 ans après Thémison,
qui poussa la *méthode* plus loin que ne l'avait fait
son fondateur, et qui s'acquit une grande réputation par ses moyens *métasyncritiques*, l'abstinence
qu'il faisait garder aux malades pendant trois jours,

(1) Introd. au Diction. des scien. méd., p. xxxviij.
(2) Hist. de la méd., tom. II, pag. 23.

et l'idée qu'il s'était formée de l'action des purgatifs. Soranus est le plus estimé de tous les *méthodistes*, et c'est à Cœlius-Aurelianus que nous sommes redevables de la connaissance de la doctrine *méthodique*.

Au *principe éthéré* de Pythagore avait succédé, dans les écoles philosophiques, un autre principe de *nature ignée*, admis par Anaxagore, qui admettait, en outre, la théorie des atomes. Érasistrate avait reproduit les idées d'une substance aérienne, dite πνευμα. Il la distinguait en deux parties, l'une *l'air de l'âme*, et l'autre *l'air vital*, qui agit dans le cœur. Le *pneuma* lui servait encore à expliquer la nutrition et autres fonctions de l'économie animale. Aristote avait indiqué les voies que parcourt le *pneuma* dans le corps humain. Des matériaux avaient donc été préparés pour l'édification d'une école *pneumatique*, et Athénée fut l'architecte de cet édifice.

Né dans Attalie en Cilicie, vers l'an 9ᵉ de l'ère chrétienne, il rangea de son parti les dogmatistes dont l'esprit n'était pas satisfait par l'idée de la *syncrise* ou réunion des atomes ; il leur représenta ce principe actif, de nature immatérielle qu'on avait appelé *pneuma*, et fonda son école dans le temps où celle des *méthodistes* jouissait de toute sa splendeur.

Il ne suffit pas de dire, comme l'ont fait quelques auteurs, que l'école *pneumatique*, en outre des quatre éléments, le feu, l'air, la terre et l'eau, en admettait un cinquième, le *pneuma* : il est important de faire remarquer que ce n'était point le feu, l'air, la terre et l'eau qu'ils regardaient comme éléments, mais bien les qualités dont ces corps sont revêtus, c'est-à-dire le chaud, le froid, le sec et l'humide.

Les *pneumatistes*, dit Sprengel, se laissèrent diriger par des subtilités plutôt que par le raisonnement : ils établirent plus d'espèces de fièvres qu'il n'en existe réellement ; ils diversifièrent à l'infini les espèces de pouls (1). Nous ne savons pas si Sprengel a eu connaissance de l'*essai sur le pouls*, par le professeur Fouquet. Les *pneumatistes*, voulant désigner une altération apparente des humeurs, introduisirent dans le langage médical le mot *putridité*, que nous voudrions ne jamais entendre prononcer quand il s'agit de l'économie vivante.

Athénée prétendait que les maladies proviennent de la *souffrance* de l'*esprit*. Il pratiquait la médecine à Rome, où il jouissait d'une grande célébrité.

Il eut pour disciples Agathinus et Théodore. Parmi ses sectateurs, on distingue Arétée de Cappadoce, l'un des meilleurs écrivains de l'antiquité,

---

(1) Hist. de la méd., tom. II, pag. 71.

et Cornélius Celse, dont le vaste génie embrassait toutes les sciences.

Cependant, comme le fait observer Sprengel (1), Athénée est presque le seul qui mérite le nom de *pneumatiste* dans son acception rigoureuse. En effet, Agathinus, son disciple, fut le fondateur d'une école qu'il appela *éclectique*, et dont Archigène, qui naquit l'an 54 de l'ère chrétienne, propagea les principes.

L'histoire ne nous a pas laissé de documents sur le système des *éclectiques*. Tout ce que nous savons, c'est que le philosophe Potamon, contemporain d'Auguste, professa, à Alexandrie, d'une manière indépendante, sans partager l'incertitude des pyrrhoniens ni la présomption des dogmatiques, et que ses disciples furent appelés *éclectiques*, du mot ἐκλεκτικοί, choisissants.

Agathinus ayant entrepris de choisir, parmi les écoles *dogmatique*, *empirique*, *méthodique* et *pneumatique*, les préceptes qu'il crut devoir puiser dans chacune d'elles, emprunta à la philosophie le mot *éclectisme* : son école fut dite l'*école éclectique*; et c'est à cette école qu'appartiennent, à proprement parler, et Celse et Arétée.

Quoique le *dogmatisme* et l'*empirisme* parais-

---

(1) *Loc. cit.*, pag. 71.

sent ensevelis., ils ne sont pourtant que méconnus, et ces deux écoles ne sont pas moins
rivales. En effet, des médecins appelés *éclectiques*,
avons-nous dit, usent du privilége de la raison
pour choisir, parmi toutes les doctrines, quelques
principes dignes de leur choix : eh bien ! à peu
près à la même époque, d'autres médecins usent
du privilége de la sottise pour confondre toutes
les doctrines. Avons-nous tort de voir le *dogmatisme* d'une part et l'*empirisme* de l'autre?

Cette réunion de toutes les doctrines prit le nom
de secte *épisynthétique*, et eut pour chef Léonide
d'Alexandrie.

Nous ne connaissons aucun ouvrage où l'on
puisse s'instruire sur les principes de cette secte
que quelques modernes disent se confondre avec
celle des *éclectiques*. Le peu de détails que nous
avons sont relatifs à Léonide ; encore même igno-
rons-nous quelle fut l'année de sa naissance. Tout
ce que nous savons, c'est qu'il vivait au 2ᵉ siècle,
sous Adrien, dont le règne vit naître ce médecin
de Pergame, qui, par l'universalité de ses connaissances et la pénétration de son génie, plaça
son nom à côté de celui d'Hippocrate.

Galien, né vers la 131ᵉ année de l'ère chrétienne,
environ la 15ᵉ du règne d'Adrien, parcourut toutes
les écoles de la Grèce et de l'Égypte pour se perfectionner sous les plus habiles maîtres, et sut

trouver dans ses voyages un moyen d'instruction qui est trop généralement négligé. Il s'arrêta à Alexandrie, le rendez-vous des savants, comme nous l'avons déjà indiqué, et la meilleure école de médecine que l'on connût alors. D'Alexandrie, il passa à Rome, où son savoir, son érudition et son éloquence, qualités qui contrastaient d'une manière si frappante avec l'esprit général du siècle, lui attirèrent des admirateurs et des envieux. Il était également versé dans les belles-lettres, la philosophie et la médecine.

On pourrait croire, dit Leclerc, que Galien, élevé au milieu des écoles et des sectes *dogmatique*, *empirique*, *méthodique*, *pneumatique*, *éclectique* et *épisynthétique*, se rangea du côté des *éclectiques*, sur ce qu'il proteste (1) qu'il ne veut se dire sectateur d'aucun des médecins qui ont été avant lui, et qu'il traite d'esclaves ceux qui, de son temps, s'appelaient *hippocratiques*, *praxagoréens*, etc., et qui ne choisissaient pas ce qu'il y avait de bon dans les écrits de tous les médecins indifféremment. Mais, quelque protestation qu'il fasse, il paraît qu'il était plus pour Hippocrate que pour tous les autres, ou plutôt qu'il ne suivait que lui. C'était son auteur favori ; et quoiqu'il

---

(1) *De libris propriis*, c. I.

l'accuse, en quelques endroits, d'obscurité, il ne laisse pas d'avouer qu'Hippocrate a jeté les fondements de la véritable médecine, à l'exclusion de tous les autres.

Galien, étonné de l'exactitude de la doctrine d'Hippocrate, commenta les écrits du Vieillard de Cos, et donna à la médecine hippocratique une parure qu'il emprunta aux sciences de son siècle. Les histoires de maladie, faites par Galien, semblent un étalage d'érudition. La médecine d'Hippocrate est un recueil de ce qu'il a vu. La médecine de Galien est un recueil de théories sur les quatre éléments, un recueil de subtilités dialectiques. Cependant il est le premier qui nous ait transmis de vrais principes thérapeutiques. Il ajouta aux méthodes naturelles d'Hippocrate des méthodes analytiques. La doctrine des *éléments morbides* doit reconnaître Galien pour son inventeur. Il remplissait toutes les indications thérapeutiques par la diététique, l'hygiène et la pharmacie. Il pensait que les purgatifs agissent d'une manière directe sur telle ou telle autre humeur : de là, la distinction des purgatifs *phlegmagogues* ou qui évacuent la pituite, des *cholagogues* qui évacuent la bile, et des *hydragogues* qui évacuent les sérosités, et des *melanagogues* qui évacuent l'atrabile (φλέγμα, pituite ; χολὴ, bile ; ὕδωρ, eau ; μελας, noir ; — ἄγω, je chasse).

Galien ajouta beaucoup aux pronostics d'Hippocrate ; il fut en quelque sorte le fondateur de la séméiotique du pouls. Il se livra, toute sa vie, à l'étude de l'anatomie. Il a souvent, il est vrai, noyé et comme perdu les résultats de ses observations dans des distinctions minutieuses, dans des spé-culations puériles, et surtout dans des idées toutes théoriques, comme nous l'avons déjà fait obser-ver ; mais en méditant ses œuvres, de manière à faire abstraction de tout ce qui les dépare, on en extrait un grand nombre de sentences utiles, de points de vue cliniques, et l'on en voit jaillir une foule de traits de feu et de lumière. Commentant Hippocrate, il admit neuf tempéraments qu'il basa sur les qualités primordiales des quatre éléments (chaud, froid, sec et humide). Quatre de ces tem-péraments furent dits simples, quatre composés ; le dernier résultait d'une juste proportion des mélanges.

Telle est la mention que nous avons dû faire du restaurateur de la médecine hippocratique. Galien n'a pas établi d'école nouvelle, mais sa vie ne nous paraît pas moins une des grandes époques de l'histoire de la médecine : il a obtenu des uns des louanges exagérées ; Alexandre de Tralles lui donne même le titre de *très-divin* ; d'autres, au contraire, ne sachant pas lui pardonner sa vanité et sa super-stitution, ont été injustes à son égard. Quant à nous, tenant un juste milieu entre ses partisans et

ses détracteurs, nous dirons qu'il contribua beaucoup, par ses expériences, aux progrès de la médecine, mais qu'il lui fit aussi beaucoup de tort par
ses raisonnements trop subtils.

Asclépiade, de Pruse, parut à Rome environ cent
ans après Archagathus, dont il condamna la pratique ; il s'acquit, par son éloquence, une haute réputation ; et l'aménité de ses mœurs lui attira la
confiance générale. Il commença à démentir les
hypothèses humorales auxquelles il substitua le *so-
lidisme*. Thémison, de Laodicée, son disciple, fonda
la secte des *méthodistes*. Au lieu des corpuscules
élémentaires d'Asclépiade et de Thémison, plusieurs médecins admirent le *pneuma* des stoïciens,
et fondèrent une nouvelle école qui reçut le nom
de *pneumatique*, et à la tête de laquelle parurent
Athénée, Agathinus, Archigène. Celse, Arétée,
Antyllus, rendirent la médecine *éclectique*; mais cet
éclectisme, comme le fait observer M. Bégin, ne con-
sista que dans la fusion des opinions variées des
sectes anciennes, c'est-à-dire dans la réunion de
leurs erreurs en une doctrine dont le *pneumatisme*
était la base (1). Enfin, parut Galien qui entreprit
de faire cesser la confusion et l'arbitraire des diverses

---

(1) Introduction au Dictionnaire de médecine et de chirurgie pratiques , pag. xxxij.

sectes qui divisaient la médecine, et la ramena à la doctrine hippocratique.

L'empire romain devint, sous le règne de Marc-Aurèle, le théâtre des factions et du désordre. Une peste générale, qui ravagea l'empire, et qui, dans Rome seule, enlevait cinq mille victimes par jour, mit le comble aux calamités publiques. A ce fléau si funeste succédèrent des tremblements de terre, des inondations, la famine. Les Germains, les Sarmates, les Quades et les Marcomans, prenant occasion de ces calamités, firent irruption dans l'empire, pénétrèrent en Italie, l'an 170 de J.-C., et ne furent repoussés qu'après avoir exercé beaucoup de ravages. Les arts et les sciences ne purent qu'éprouver une atteinte profonde; et leur état devint encore bien plus déplorable, sous l'empire d'Aurélien et l'époque où l'empereur Dioclétien (l'an 292) crut faire un chef-d'œuvre en s'adjoignant, pour commander l'empire, Constance-Chlore, Maximien-Hercule, et Galère-Maximien. Cette augmentation du nombre des souverains ruina l'empire, parce que chacun d'eux voulant avoir autant d'officiers et de soldats que ses collègues, on fut obligé d'augmenter considérablement les impôts.

La décadence des sciences nous paraît suffisamment motivée par le court et triste exposé que nous venons de faire de la décadence du peuple

Romain. Aussi, les 3e et 4e siècles ne nous offrent-ils çà et là que quelques compilations. Cependant il resta quelques étincelles, dit Sprengel, du *dogmatisme* dans les écoles des médecins. Le *méthodisme* et même l'*empirisme* s'amalgamèrent, à leur grand étonnement, et il en résulta une doctrine *dogmatico-empirique* qui survécut pendant près de mille ans, espace durant lequel on ne fit rien que présenter les principes de Galien sous des formes nouvelles. Oribase, Aëtius, Alexandre de Tralles et Paul d'Égine, représentent toute l'ancienne médecine grecque, et en sont, pour ainsi dire, la clôture, dit Leclerc. Freind fait un reproche grave à cet historien, d'avoir indiqué, d'une manière confuse et peu judicieuse, l'époque à laquelle vivaient ces quatre médecins. Voici le tableau que donne Freind de leurs dates de naissance :

Oribase, né l'an. . . . . 360 de J.-C.
Aëtius. 500
Alexandre de Tralles. . 560
Paul d'Égine. 640

Ces dates sont conformes à celles qu'indique Sprengel, et voici ce que cet historien nous a paru dire de plus intéressant sur la pratique de ces quatre médecins :

Rien de plus sage que les principes d'Oribase, sur l'éducation physique des enfants et sur le choix des nourrices. Parmi le nombre infini des maladies des yeux qu'indique Aëtius, il en décrit une qu'il appelle phthisie de la pupille, dans laquelle le malade distingue les objets plus gros qu'ils ne le sont réellement, et qui consiste en un resserrement contrenature de l'ouverture pupillaire. Suivant Alexandre de Tralles, la dysenterie véritable est toujours accompagnée de l'ulcération des intestins, parce que presque tous les malades, dit-il, rendent une matière puriforme. Il assure que l'opium détermine souvent de fortes congestions vers la tête. C'est lui qui fit le premier mention de l'emploi de la rhubarbe contre la dysenterie. Un de ses moyens favoris paraît être le castoréum, qu'il vante, d'après sa propre expérience, contre la fièvre soporeuse et autres maladies. Ses principes sur le lieu où doit se pratiquer la saignée diffèrent totalement de ceux des autres médecins qui ont fleuri à cette époque. Comme toutes les parties du corps sont en rapport les unes avec les autres, peu importe dans quel endroit on pratique l'opération.

Paul d'Égine, nommé aussi Éginette, décrit, d'après sa propre expérience, la phthisie provenant de l'accumulation de substances pierreuses dans le poumon. Ce fait avait déjà fixé l'attention d'Alexandre de Tralles.

La première description que l'histoire possède de la petite vérole, nous a été transmise par un contemporain de Paul d'Égine ; mais il n'est pas surprenant que le médecin grec n'ait pas dit un mot de cette maladie, car c'est sur le sol de l'Arabie, nouvel asile de la médecine, qu'elle a été observée par Ahrun, prêtre d'Alexandrie. Il attribuait à l'échauffement et à l'inflammation du sang, ainsi qu'à l'effervescence de la bile (1), la cause de ce fléau qui a dépeuplé tant de contrées, et dont l'extinction est due aux travaux de Jenner (1776).

La médecine introduite chez les Arabes, sous les drapeaux de la victoire, y fut accueillie avec l'enthousiasme qu'excitent les conquêtes, et elle y fut honorée jusqu'au 13e siècle, époque à laquelle les conquêtes des chrétiens espagnols, resserrant de plus en plus le territoire des Maures, les obligèrent de tout négliger pour se défendre (2).

On doit aux Arabes quelques améliorations importantes dans l'art de préparer les remèdes. Il n'en est pas ainsi de la théorie et de la pratique de la médecine, qui furent stationnaires. Parmi les médecins à qui nous sommes redevables d'avoir conservé le précieux dépôt des connaissances médicales, le 10e siècle compte Rhazès, Avicenne et

---

(1) Sprengel, Hist. de la méd., tom. II, pag. 267.
(2) *Id.*   *id.*   *id.*   pag. 342.

Avenzoar, qui fut suivi de près par Averrhoës; car celui-ci assure avoir vu les fils du premier (1). Albucasis, né en 1085, mourut l'an 1182. Il y a quelques différences, entre les historiographes, sur les dates que nous venons de donner, mais celles-ci nous ont paru le plus exactes.

Quittons ces temps de barbarie, et adressons-nous à des époques où les sciences et les lettres n'eurent plus à redouter le farouche Omar et le cruel Amurat, après avoir toutefois jeté un coup d'œil sur l'état de la médecine dans l'empire d'Orient :

Depuis Paul d'Égine, que nous avons dit vivre au 7e siècle, les pages de l'histoire ne fixent nos regards que sur Actuarius, qui, d'après Freind et Sprengel, vivait à la fin du 13e siècle. Ce médecin grec, bien inférieur aux autres écrivains de sa nation, exerça sa profession à Constantinople, où il servit à la cour de l'empereur, et où, pour cette raison, il changea son nom en celui d'Actuarius, titre que la cour de Constantinople accordait à un grand nombre de médecins. Son véritable nom était Jean; celui de son père, Zacharie. Il publia un traité des *méthodes curatives*, et un autre intitulé : *De l'action et des affections de l'esprit animal.* Sprengel

_____

(1) J. Freind, *opera omnia medica*, pag. 254.

assure qu'il n'y a rien vu qui eût le mérite de la nouveauté.

Malgré la protection qu'accordaient aux savants les empereurs Andronie Paléologue et Andronie-le-jeune, son fils, la décadence des sciences devenait chaque jour plus imminente. Ces princes eux-mêmes avaient si peu de confiance pour leurs médecins, qu'Andronie-le-jeune, étant atteint d'un empâtement de la rate, fit venir des médecins arabes de Perse pour le traiter (1). Ce prince succomba, en Juin 1341, à ce qu'on appelait alors *fièvre maligne.*

Les rois de France et d'Angleterre furent plus puissants ou plus heureux que les empereurs de Constantinople : la protection qu'ils accordèrent aux sciences eut les résultats les plus avantageux ; l'arbre de l'instruction publique poussa de profondes racines, et ses fruits fournirent à ceux qui le cultivèrent le plus ample dédommagement. Les Écoles de Paris et de Montpellier formèrent la plupart de ceux qui se destinaient à la médecine. Sans nous arrêter à la puérilité de savoir à laquelle des deux est due la priorité d'origine, il nous paraît plus important de parler de l'éclat dont elles jouissaient l'une et l'autre au 14e siècle, et la

---

(1) Sprengel, Hist. de la méd. , tom. II , pag. 24.

supériorité que l'histoire ne saurait leur refuser sur
l'école de Salerne, qui, établie en 802 par Charle-
magne, ne tarda pas à dégénérer, parce qu'elle
n'était pas appuyée sur des principes certains.

Le 15e siècle est un des plus intéressants dans
l'histoire des sciences, dont les progrès furent prodigieusement favorisés par l'heureuse découverte
de l'imprimerie. Toutefois, s'il est judicieux de
penser, avec Sprengel, que la concision du style
d'Hippocrate est due à la rareté du papier, qui fut
très-peu répandu, dans la Grèce, jusqu'à Alexandre-
le-Grand, les ennemis des lumières pourront soutenir que la découverte de l'imprimerie fut plus
nuisible aux sciences qu'elle ne leur fut utile,
puisqu'elle fournit aux auteurs un moyen facile de
publier tous les écarts de leur imagination. Quant
à nous, bien persuadé que l'abus est toujours in-
évitablement à côté de l'usage, bien convaincu
que l'ouvrage des hommes n'est jamais parfait,
imbu de bonne heure de cette vérité : *errare hu-
manum est*, nous regardons la découverte de l'imprimerie comme la plus utile aux progrès des
sciences. La multiplicité des écrits des médecins
anciens n'est-elle pas l'un de ses bienfaits? N'a-t-elle
pas puissamment influé sur la renaissance des
lettres? Le siècle dont l'histoire nous occupe, nous
fournit lui-même la preuve de ce que nous venons
d'avancer, savoir : que le mal est toujours à côté

du bien. Eh ! pourquoi, dit Mme de Montolieu dans l'un de ses charmants ouvrages, pourquoi la joie et la douleur voyagent-elles ensemble ? Pendant que de nouvelles lumières se répandent, des maladies inconnues et nouvelles affligent l'espèce humaine. Telles furent l'épidémie de coqueluche qui, en 1414, coûta la vie à tant d'individus en France ; la suette anglaise qui fut si meurtrière en 1486 ; la syphilis, sur l'origine de laquelle règne encore tant de vague et d'incertitude, et qui se propagea dans toute l'Europe, avec un cortége de symptômes d'une violence extraordinaire, immédiatement après la découverte de l'Amérique.

Le 16e siècle a été en quelque sorte le restaurateur de la médecine hippocratique, en donnant le jour aux Baillou (1538), aux Fernel (1558), aux Houillier (1562), aux Rivière (1589). Les écoles commencèrent à prendre une forme nouvelle ; celle de Paris se distingua par le retour le plus complet et le plus heureux à la doctrine d'Hippocrate (1), que l'École de Montpellier n'a jamais abandonnée. Cependant la théurgie de Paracelse, pour nous servir de l'expression du docteur Renauldin, *déshonora* en quelque sorte la *vieillesse* du 16e siècle. Paracelse fut le fondateur de la chimiatrie : Descartes et Sylvius donnèrent de l'éclat à cette doc-

(1) Cabanis, révolut. de la méd., p. 143.

trine qui fit place peu à peu à l'iatro-mathématisme.
L'école iatro-mathématique fut élevée, dès sa naissance, à un haut degré de splendeur par les travaux
de Borelli, et fut heureusement influencée par la
découverte du mécanisme de la grande circulation,
par celles du réservoir du chyle et du canal thoracique. Les découvertes anatomiques furent très-nombreuses pendant le 16e siècle : Rondelet, J. Sylvius,
G. Bauhin et Vésale, ses élèves, Cabrol, Dulaurens
et autres cultivèrent avec succès la science de l'anatomie, que Mondinus et Henri de Hermon–Davilla
avaient les premiers professée, l'un à Montpellier,
et l'autre en Italie, au commencement du 14e
siècle. Les études anatomiques furent d'un très-grand secours à la chirurgie. Une chose digne
d'être remarquée, dit M. J. Cloquet, c'est la
liaison qui existe entre l'histoire de l'anatomie et
celle de la chirurgie ; leurs époques se correspondent exactement, et les progrès de la première de
ces sciences semblent avoir toujours précédé ceux
de la seconde (1). C'est ainsi que Laurent Collot
et Franco trouvèrent, dans les connaissances anatomiques, des instructions précieuses pour la lithotomie ; Tagliacozzi s'acquit une telle réputation,
par les entes animales, qu'on érigea en son honneur,

---

(1) Dict. de médecine, tom. V, pag. 145.

à Bologne, une statue où il est représenté un nez à la main. La théorie et le traitement des plaies d'armes à feu firent des progrès immenses sous Ambroise Paré, que l'on regarde, à juste titre, comme le père de la chirurgie française, pourvu toutefois que l'on n'oublie pas les titres que s'était déjà acquis, en chirurgie, notre Guy-de-Chauliac, dont la *Grande chirurgie* était classique depuis 200 ans.

Les théories mécaniques qui avaient fait l'honneur du 16e siècle furent modifiées par les écoles dynamiques qui illustrèrent le 17e. Boërhaave d'abord réunit les théories mécaniques aux théories humorales. Stahl, après avoir attaqué et combattu avec force les systèmes basés sur les principes de la chimie et de la physique, éleva sur leurs ruines une nouvelle doctrine connue sous les noms d'*animisme*, de *médecine autocratique* ou *psychologique*. Instruit, par l'expérience, que les hypothèses ne peuvent conduire aux précieuses vérités qui font l'objet de la médecine, Frédéric Hoffmann les frappa toutes d'anathème. Il ne voulut adopter servilement ni les théories mécaniques, ni les idées psychologiques; il fonda une nouvelle secte que l'on a appelée mécanico-dynamique, parce qu'elle avait pour principes fondamentaux le mécanisme des parties et l'influence des forces de la vie. Cullen étendant les idées organiques d'Hoffmann, appliqua d'une manière plus générale les lois du système nerveux à l'étude de la pathologie, et principalement à celle des fièvres. Galvani, par le moyen de l'électricisme animal, dévoila l'existence du fluide nerveux. Enfin, Brown, désertant l'école de Cullen, rejeta toute théorie humorale, et resserra le domaine de la pathologie dans les limites d'une dichotomie qui a eu sur la médecine une très-grande influence. Quant à la secte chimiatrique, ses folles prétentions sont généralement jugées aujourd'hui. Remonter à Thaddée-le-Florentin, Agricola, Albert-le-Grand, Roger Bacon, Arnaud de Villeneuve et Basile Valentin, comme l'ont fait quelques écrivains qui nous ont précédé, nous paraît hors de propos. Que ceux qui traitent de la chimie elle-même, rappellent qu'elle prit naissance en Égypte d'où elle passa chez les Arabes, c'est leur devoir : quant à nous, nous croyons trouver l'origine de la chimiatrie dans la fougue de l'imagination et l'absurdité des prétentions de Paracelse.

La réforme qu'il amena était déjà préparée par la doctrine d'Argentier, et par la propagation du système cabalistique. La doctrine d'Argentier avait trouvé, dans l'Université de Montpellier, deux célèbres défenseurs, Laurent Joubert et Guillaume Rondelet

Philippe-Aurèle-Théophraste Bombast, dit Paracelse, était né en 1493, en Suisse. Suivant l'opinion la plus commune, c'était dans un bourg, près de Zurich. Haller pense que c'était dans le village de Guiss (canton d'Appenzel). Sa vie et ses opinions ne sont qu'un tissu de superstitions ; il ignorait jusqu'aux premiers éléments des connaissances les plus vulgaires. Il voyageait beaucoup, ne lisait pas du tout, méprisait tous les auteurs, et il a cependant composé beaucoup d'ouvrages. Quelle imagination ! Il avait senti, comme le fait observer Cabanis (1), les vices principaux de la médecine de son temps ; il avait entrevu les réformes qu'elle exigeait. N'est-on pas en droit de s'étonner, avec Sprengel, de la prédiction suivante faite par Paracelse ? « Avant que la fin du monde arrive, un grand nombre d'arts qu'on regarde généralement comme les œuvres du diable et des vices des hommes, se dévoileront aux yeux de tous, et alors on reconnaîtra que la plupart de ces effets dépendent des forces naturelles. »

Parmi ceux qui progagèrent le système de Paracelse, Sprengel cite, comme le plus célèbre de tous, Léonhard Therneysser-Zam-Thurn, dont le sophisme lui mériterait à bon droit le titre de patron des fainéants. « Il ne faut pas se livrer aux opérations trop longues, dit-il, car Dieu a créé le

---

(1) Coup d'œil sur les révolutions et la réforme de la médecine, pag. 136.

monde entier en six jours. » Le principe fondamental du système de Paracelse consiste dans la substitution qu'il fit de trois *éléments* chimiques, le sel,
le mercure et le soufre. Van-Helmont (Jean-B^te),
qui naquit à Bruxelles en 1577, trente-six ans après
la mort de Paracelse, fut imitateur outré du ver-
biage et de la doctrine de cet homme vraiment
extraordinaire. Comme lui, il aspira à prolonger
la vie humaine; il se flatta d'en avoir trouvé le
secret; il l'annonça avec la plus grande confiance;
et, comme son maître, il abrégea ses jours par
ses belles découvertes qui devaient rendre les
hommes immortels (1). Sylvius expliqua aussi les
phénomènes de l'économie animale par les principes de la chimie. Suivant l'école *chimiatrique*,
les phénomènes vitaux sont le résultat de distilla-
tions, de fermentations, d'effervescences; les humeurs sont les agents principaux; les solides sont
passifs. Sylvius regardait l'*âcreté* des humeurs
comme la cause prochaine de toutes les maladies.
L'*âcreté* peut être acide ou alcaline, et de là résulte
une différence de maladies. L'âge, le sexe, le tempérament du sujet, la constitution atmosphérique,
ne sont d'aucune importance pour lui. Les indications thérapeutiques se bornent à trois; savoir:

---

(1) Cabanis, révolut. de la méd., pag. 139.

décomposer les humeurs viciées, les neutraliser ou les expulser du corps. Les périodes des maladies, leurs complications, les lésions organiques, ne sauraient fixer son attention.

Il est inutile de dire que la chimiatrie n'exerça aucune heureuse influence sur la médecine pratique, et qu'elle fut la source d'une foule de principes erronés que professent encore quelques praticiens, et qu'il sera difficile de chasser de l'esprit du vulgaire.

Quelque détestable qu'ait été ce système, l'éloquence et la célébrité de Sylvius l'ont fait adopter presque généralement par les médecins de son temps. Willis et Vieussens, qui sont nés, le premier en 1695, et le second en 1715, n'ont pas été exempts de cette faiblesse; mais le flambeau de la philosophie de Bacon éclaira bientôt la médecine, et le système chimiatrique passa de mode.

Dubois De Le Boë (Sylvius), né à Hanau, ville d'Allemagne, en 1614, soutint une meilleure cause que celle de la chimiatrie ou chimisme (comme l'a heureusement appelée M. Coutanceau), en défendant de tout son pouvoir la découverte du célèbre Harvey, touchant la circulation du sang. Son éloquence et sa logique le secondèrent si bien, qu'il eut la gloire de l'enseigner, et de la démontrer le premier dans l'Université de Leyde. Le respect illimité pour l'autorité des anciens, l'éloignement pour de nouvelles études, et, par-dessus tout, la crainte de voir leurs rêveries clairement réfutées, suscitèrent à la circulation harvéyenne un grand nombre d'antagonistes. Un seul d'entre eux fut honoré d'une réponse par Harvey ; c'est Jean Riolan, qui, par un opuscule intitulé : *Recherches sur les Escholes de médecine de Paris et de Montpellier,* nous a pleinement confirmé dans l'opinion que nous en a donnée Sprengel, qui l'a dépeint ainsi : *homme grossier, querelleur et sans modestie.*

Michel Servet, qui, en 1553, fut dénoncé comme un impie aux magistrats de Genève, et conduit au bûcher le 27 Octobre, avait déjà décrit, en 1536, la circulation pulmonaire. Realdus Columbus porta plus loin ses recherches ; cependant, dit Freind, il se perd quand il veut expliquer la manière dont se fait la circulation dans les parties du corps autres que les poumons. André Cœsalpin, d'Arezzo, entrevit la grande circulation ; mais il n'avait pas, là-dessus, d'idées fixes, car il parle d'un flux et d'un reflux dans les veines, et ne dit rien de positif sur la transsudation du sang au travers de la cloison du cœur. Enfin, en 1619, Guillaume Harvey, né à Folkton, dans le Kentshire, enseigna publiquement la circulation du sang dans toutes les parties du corps. Cependant la circulation harvéyenne manquait des preuves les plus concluantes en sa faveur : je veux parler, dit Sprengel, des observations microscopiques. Gauthier Charleton soutenait encore, en 1658, qu'on ne saurait démontrer le passage du sang des artères dans les veines, et il pensait que ce fluide s'épanche dans le parenchyme intermédiaire. Marcel Malpighi, professeur à Bologne, démontra, en 1661, pour la première fois, à l'aide du microscope, la circulation du sang dans les plus petits vaisseaux. En 1676, Étienne Blancard, de Middelbourg, démontra, par l'injection, l'anastomose des dernières artérioles avec les premières veinules. Frédéric Ruysch, qui porta l'art d'injecter à un si haut point de perfection, démontra aussi la circulation du sang dans les vaisseaux capillaires.

L'Université de Montpellier ne resta point étrangère aux discussions que suscita la découverte de la circulation du sang : en 1731, Ferrein, de Frespach, près d'Agen, et Antoine Fizes, de Montpellier, dans un concours pour la chaire vacante de Deidier, discutèrent avec feu sur les changements que la forme du cœur éprouve dans la systole et la diastole.

La découverte de la circulation harvéyenne répandit un jour nouveau sur l'une des principales fonctions du corps, dit Sprengel ; elle démontra d'une manière péremptoire la fausseté des idées de Pythagore, Épicure, etc., sur le mouvement, la chaleur et la vie ; elle fut le fondement de plusieurs édifices théoriques et pratiques dont on ne soupçonnait pas auparavant la possibilité. C'est après cette découverte que Valœus s'occupa (1640) de la formation du sang par le chyle, et que l'on connut la méthode de Botal, qui fut ensuite portée trop loin par ses partisans. Ce ne fut que vers 1751 que François de Lamure, professeur à Montpellier, expliqua, par le gonflement et l'affaissement des sinus de la dure-mère, l'élévation du cerveau pendant l'inspiration, et son affaissement pendant l'expiration.

Quelques enthousiastes crurent trouver dans cette découverte l'explication de tous les phénomènes, et des remèdes à tous les maux. Ainsi, abusant de la célèbre expérience de Wepfer, qui, par l'action de la ciguë sur le cœur, apprit que le sang est la cause occasionnelle et non prochaine des mouvements de l'organe, n'eut-on pas la folle prétention de vouloir rappeler à la vie des hommes strangulés ? L'idée de la transfusion ne fut-elle pas accueillie en Angleterre vers 1700 ? Quant à l'infusion, nous ne sommes pas éloigné de croire, d'après ce que nous en avons vu, qu'elle puisse devenir un moyen thérapeutique utile. Enfin, la disposition qu'avait l'esprit du 17e siècle à comparer le corps humain à des machines, peut seule nous expliquer comment Borelli, cet homme d'une sagacité si généralement reconnue, conçut l'idée de soumettre la marche du sang aux lois de la statique et de l'hydraulique, et de la calculer sans avoir égard à la force vitale.

Jean-Alphonse Borelli, né à Naples, le 28 Janvier 1608, fut le fondateur de l'école ïatro-mathématique, avons-nous déjà dit. Sanctorius, né en 1561, avait déjà publié un ouvrage sur la médecine statique, où il avait avancé, d'après des expériences, que la transpiration insensible est la fonction la plus importante du corps, et que toutes les maladies dépendent de sa diminution. Benoît Castelli enseigna les principes de Galilée à Borelli, qui les appliqua le premier à la théorie du *mouvement musculaire*, plus tard à toutes les fonctions du corps, et qui fut traité par Laurent Bellini, Jacques de Sandri, Georges Baglivi, Joseph Donzellini, Dominique Galielmini et autres médecins italiens.

La doctrine des ïatro-mathématiciens ou ïatro-mécaniciens ne fut pas aussi favorablement accueillie en France où l'école chimiatrique avait trouvé tant de partisans ; car on ne doit pas compter au nombre des fauteurs du système ïatro-mécanicien proprement dit, comme le fait très-bien observer M. Raige-Delorme, ceux qui, à l'exemple de Borelli dans ses premiers travaux, dirigèrent seulement leurs recherches sur les phénomènes de l'économie qui présentent des résultats évidents et appréciables des lois physiques, comme les mouvements des animaux qu'étudia Claude Perrault, et la théorie de la voix qu'éclaircirent ce même Perrault, Dodard, Ferrein et Bertin (1). Cependant Pierre Chirac, quoique zélé chimiatre, conçut une telle prédilection pour les idées de Borelli, que, dans son testament, il légua une somme de trente mille livres destinée à fonder, dans la ville de Montpellier, deux chaires: l'une d'anatomie comparée, l'autre de théorie ïatro-mathématique (2). Hugues Courraigne, docteur de l'Université de Montpellier, prétendit que la construction ou la dilatation excessive des vaisseaux capillaires déterminait la stagnation du stang, et que de cette stagnation résultent des fièvres continues ou de tout autre type. Le plus célèbre de tous les ïatro-mathématiciens français est Boissier de Sauvages, né à Alais, en 1706, et professeur à Montpellier. Il expliqua l'inflammation par l'augmentation du frottement des globules du sang ; les sécrétions par le rapport qui existe entre le diamètre des vaisseaux et les molécules des humeurs qui y affluent. François de Lamure, que nous nous plaisons à citer sans doute parce qu'il fut le maître de notre oncle, le docteur Chrestien, prit aussi part dans la discussion qui

---

(1) Diction. de méd. en 21 vol., pag. 3.
(2) Barthez, Mécanique des mouvements de l'homme et des animaux; préface.

s'éleva sur la théorie des sécrétions par attraction, et il publia un travail ayant pour titre : *de vero mechanismo secretionum.*

Les travaux de Newton sur les lois de l'attraction et du mouvement, obtinrent, chez les Anglais, un accueil très-satisfaisant à la doctrine ïatro-mathématique.

L'Allemagne aurait-elle pu être indifférente aux progrès de cette doctrine, lorsqu'elle professait une si grande vénération pour Boërhaave, qui avait appris de Pitcarn à appliquer le méthode mathématique à la théorie de la médecine, et qui l'enseignait avec tant d'élégance ? Bernonilli, de Bâle, qui ne mourut qu'en 1748, ne se contenta pas d'appliquer à la physiologie la géométrie élémentaire ; mais il profita encore du calcul intégral et différentiel, et de la théorie des courbes qu'il avait découvertes avec Leibnitz et Newton, pour expliquer le pouls et les autres fonctions du corps (1). Keill fit prendre une direction nouvelle au système ïatro-mathématique, en alliant à celui-ci le calcul des logarithmes.

Il serait trop long et d'ailleurs inutile d'insister davantage sur les travaux que suscita la doctrine ïatro-mathématique ; elle est aujourd'hui géné-

---

(1) Sprengel, *op. cit.*, tom. V, pag. 159.

ralement abandonnée. Examinons quelle fut son influence sur la médecine pratique : 1° Les ïatro-mathématiciens ont épuisé tous les aspects sous lesquels peuvent se présenter les affections, d'où il est résulté des descriptions exactes de la plupart des maladies ; 2° la méthode mathématique fut évidemment utile à la théorie des fonctions naturelles du corps (1) ; 3° les théories ïatro-mathématiques ont pu être quelquefois hasardées ; mais de toutes les hypothèses qu'a produites l'esprit humain, ce sont celles qui ont été le moins nuisibles à l'humanité (Raige-Delorme).

La doctrine ïatro-mathématique, étant fondée sur les principes de sciences dites exactes, eut un grand nombre de partisans ; et, par cela même, il serait surprenant qu'elle n'ait pas été soumise à différentes modifications.

Ainsi, Cullen rejeta les idées de Boërhaave sur la fibre élémentaire et sur les altérations chimiques des humeurs, qu'il crut pourtant susceptibles de *putridité* et d'*acrimonie, causes fréquentes de maladie.* Toute sa physiologie repose sur l'action nerveuse, toute sa pathologie roule sur le spasme et l'atonie : celle-ci joue un grand rôle dans sa théorie ; c'est à elle qu'il attribue toutes les fièvres, ainsi que la

---

(1) Sprengel, pag. 192.

cause du vomissement (1). Brown modifia la doctrine de Cullen, et encourut ainsi l'inimitié de
son protecteur (2) : « Quoique les humeurs s'al-
tèrent assez souvent, dit-il, cette altération n'est
jamais la cause première de la maladie; elle est
l'effet de la débilité des vaisseaux qui n'impriment
plus à ces humeurs une mixtion ni un mouvement
convenables (3). »

John Brown, né l'an 1735, à Buncle, en Écosse,
doué d'une imagination ardente et de la plus grande
perspicacité, conçut le projet hardi de renverser
toutes les théories régnantes, et de ramener la
pratique de la médecine à son plus grand état de
simplicité. Cette idée lui fut suggérée, dit-il, par
les principes de la philosophie newtonnienne,
qu'il ne paraît pas avoir bien comprise. Déjà,
avons-nous dit, Thémison avait cherché une méthode qui mît la médecine à la portée de tout le
monde; et, pour atteindre ce but, il avait ramené
tous les états morbides à trois faits principaux.
strictum, *laxum* et *mixtum*. Brown simplifia la
méthode, et n'admit que deux états morbides,
qu'il nomma *sthénie* et *asthénie*.

---

(1) Biogr. méd., tom. III, F.-G. Boisseau.
(2) Ouvr. cit., tom. II; J.-B.-A. Coutanceau.
(3) J. Brown, Élem. de méd., pag. 72.

A l'exemple de Frédéric Hoffmann, Brown fit consister la vie dans le *mouvement*, et les maladies dans *les vices du mouvement*. Brown admit un principe unique de nos actions et de nos mouvements, de la vie elle-même; et il l'appela *excitement*. Le célèbre Hunter lui fit observer qu'il confondait, sous ce seul nom, le mouvement et la cause de ce mouvement; il lui fit remarquer que l'*excitement* n'était qu'un résultat de forces qu'il était indispensable d'admettre : Brown reconnut la nécessité de cette distinction, et, dès lors, il admit une force qu'il appela *incitabilité*; et le résultat de l'action de cette force reçut le nom d'*incitation*.

D'après la doctrine de Brown, l'homme et les autres êtres vivants diffèrent des corps inorganiques par l'*incitabilité*, qui est accordée aux premiers seulement, et dont il ne cherche pas à connaître la nature. « Qu'on ne croie pas, dit-il, que je prétende décider si c'est une matière qui, en conséquence, tantôt augmente et tantôt diminue, ou bien si c'est une faculté inhérente à la matière, et qui tantôt s'exalte et tantôt languisse (1). » Il ne cherche même pas à dire ce que c'est que l'*incitabilité*; « mais, quelle que soit cette propriété, dit-il, l'être qui commence à vivre en est pourvu à cer-

---

(1) Brown, ouvr. cit., pag. 6.

tain degré (1). » Il se contente de dire ce qu'il
entend par le mot *incitabilité*. Il appelle de ce nom
la faculté qu'ont les corps organisés et vivants
d'être affectés d'une certaine manière par les choses
externes et par certaines actions qui leur sont propres. Il appelle ces causes *puissances incitantes*.
Que savons-nous de plus sur la *vie* ? Il place le
siége de l'*incitabilité* dans la moelle nerveuse et
dans le tissu musculaire, qu'il comprend ensemble
sous le nom de système nerveux. Asclépiade et
Thémison avaient dit que la santé et la maladie
résultaient du rapport direct ou inverse entre les
atomes et les pores. Brown alla plus loin, et prétendit que la santé et la maladie ne dépendent que
du degré convenable ou disproportionné de l'*incitation*. « Aucune maladie, dit-il, ne dépend du vice
primitif des solides ni des fluides, mais seulement
de la diminution ou de l'accroissement de l'*incitation* (2). » Il distingua les maladies en *générales* ou
communes à toutes les parties du corps, et en
locales ou bornées à quelque partie. Brown n'admit point de maladies héréditaires. Les maladies
générales, dès le principe, sont dues à l'affection
du principe vital ; les maladies locales peuvent de-

---

(1) Brown, ouvr. cit., pag. 5.
(2) *Id.*, pag. 37.

venir générales. Les maladies générales ne se dé-
clarent pas spontanément ; il existe un état intermédiaire entre la santé et la maladie : cet état est
appelé *opportunité*. On ne peut être sur-le-champ
attaqué d'une maladie générale si l'on se porte bien
en tout point. Quant aux maladies locales, elles
sont le résultat d'une lésion locale , et ne sont
jamais précédées de l'*opportunité*. Les maladies
générales sont classées , suivant le système de
Brown , par degré d'*incitation* , en commençant
par le plus haut quant aux maladies sthéniques,
et par le plus bas quant aux maladies asthéniques.
Ainsi , la pneumonie , l'esquinancie tonsillaire,
commencent le tableau des maladies sthéniques,
qui est terminé par l'insomnie , l'obésité ; tandis
que celui des maladies asthéniques présente en tête
l'anxiété, la maigreur, et que la variole confluente,
l'angine gangréneuse, la peste, se trouvent au fond
du tableau.

Brown divise les maladies locales en cinq classes :
1° maladies organiques dont les symptômes ne
s'étendent point au-delà de la partie affectée ;
2° celles dont l'influence sur le système nerveux
donne lieu à plusieurs symptômes semblables à
ceux des maladies générales ; 3° celles qui, n'étant
d'abord que des symptômes de la diathèse générale,
se sont ensuite accrues à un tel point qu'elles ne
participent plus de cette diathèse ; 4° celles que

produit l'application d'un principe contagieux qui se répand dans tout le corps sans influence sur la diathèse générale ; 5° celles qui ont lieu lorsque des poisons introduits dans l'économie n'influent pas d'abord sur l'incitation , mais se bornent à l'altération de la texture de certaines parties, altération qui fait naître ensuite un trouble général.

La santé , avons-nous déjà dit , est le résultat de l'équilibre d'*incitation*. Or , selon la doctrine de Brown , si l'on se maintenait toujours dans une juste *incitation* , on jouirait d'une santé constante; mais deux choses s'y opposent : il y a , dans l'économie , une disposition à consumer trop tôt la somme d'*incitabilité* dont nous sommes pourvus en commençant à vivre , et une autre disposition par laquelle l'*incitation* languit en nous. Le premier état porte le nom de *diathèse sthénique* , et le second celui de *diathèse asthénique* : de là, les maladies par *sthénie* , et celles par *asthénie*. L'*asthénie* ou *débilité* peut être directe ou bien indirecte : elle est directe lorsqu'elle est due au défaut d'*incitation* , de *stimulus* ; elle est indirecte lorsqu'elle succède à un excès d'incitation ; on pourrait dire qu'alors l'*incitation* a été usée. L'un des principes qui nous paraît le plus faux , est celui par lequel Brown a avancé que, plus une partie a de vie , plus elle éprouve d'impression de la part d'un stimulant. Aussi est-il obligé de conclure lui-même que la vie est un état forcé, qu'à chaque instant tous les êtres vivants tendent à leur destruction, et qu'enfin ils meurent en succombant à une fatale nécessité. Brown prétend expliquer ainsi la malédiction prononcée contre le premier homme : *Quo die comederis, eo profectò morieris* (1). Ce principe de Brown a été reproduit de nos jours, ce qui nous fournira plus tard l'occasion de l'examiner plus attentivement. Quant à la thérapeutique, elle est aussi simple que la doctrine pathologique de Brown. Comme il n'admet que deux états morbides, l'état *sthénique* et l'état *asthénique*, de même il n'établit que deux indications curatives ; savoir : diminuer ou augmenter l'*incitation*. Toutefois il fait un appel à l'attention du médecin, quand il parle de l'*opportunité* : « Ce n'est que par elle seule, dit-il, que le médecin peut prévenir les maladies, en saisir bien la cause, etc. (2). » Ce précepte n'établit-il pas la division de la thérapeutique en *prophylactique* et en *curative ?*

Quoique Brown admît deux principes morbides, l'état *sthénique* et l'état *asthénique*, il ne s'occupa pour ainsi dire que du second : il pensait, en effet, que les maladies *sthéniques* ne forment guère que les

---

(1) Bibl. méd., tom. X, pag. 71.
(2) Ouvr. cit., pag. 47.

3/100 de toutes les maladies. Aussi voit-on figurer, dans les observations cliniques rapportées dans les ouvrages des médecins browniens, le vin pour boisson ordinaire des malades ; les bouillons gras, assaisonnés avec les épices, pour régime ; le quinquina, le camphre, le musc, l'ammoniac, l'alcool, les élixirs, et le rhum, pour médicaments. L'opium fut la substance médicamenteuse dont il fit le plus usage : loin de l'administrer comme *sédatif*, il s'en servait comme du *stimulant* le plus énergique. « Non, je le jure, dit-il, l'opium n'est point sédatif. C'est, au contraire, de tous les moyens propres à conserver la vie et à rétablir la santé, c'est de tous les remèdes le plus héroïque et le plus précieux (1). » Cette théorie de l'opium, établie sur un grand nombre de faits et de raisonnements, excita une grande admiration dans l'École de médecine d'Édimbourg ; et le Collège des médecins ayant décerné à Brown un buste de marbre pour être placé dans l'Université, y fit graver ces paroles mémorables : *opium me herdè non sedat*. Nous ne savons pas pourquoi le docteur Budan a démenti cette assertion (2), qui a été avancée par le docteur

---

(1) Ouvr. cit., pag. 169.
(2) Exposition du système de J. Brown ; Bibloth. méd., tom. IX, pag. 89.

Marinio , médecin très-recommandable , dit Moscati , dans une préface que M. Fouquier a mise en tête de la traduction qu'il a faite de l'ouvrage de Brown , et que nous avons sous les yeux.

D'après l'idée que Brown se faisait de l'*incitabilité*, ou, en d'autres termes , de la *force vitale*, qu'il pensait s'épuiser toujours par son emploi et s'accumuler par son repos , il devait craindre à tout moment qu'elle s'éteignît : aussi se bornait-il rarement à la médecine expectante, et avait-il promptement recours à un ensemble de moyens énergiques, comme nous l'avons indiqué, et qui ont été comparés, par quelques médecins, à une *machine infernale.* « On ne doit avoir en vue, dit-il, dans le choix des moyens, que d'opposer les plus puissants aux maux les plus violents. Mais on ne doit jamais confier à un seul de ces moyens tout le traitement d'une maladie grave.... Il vaut mieux employer plusieurs moyens à la fois, pour qu'un plus grand nombre de points soient ainsi soumis à leur action. Porter les remèdes sur une seule partie, c'est faire comme celui qui croit couper l'arbre en en retranchant un rameau (1). » Ces idées nous paraissent peu en rapport avec la *généralité d'impressions* sur laquelle repose d'ailleurs le brownisme.

---

(1) Ouvr. cit., pag. 37.

En effet, l'un de ses principes fondamentaux, c'est que les causes excitantes agissent toujours sur *tout* le corps, et que les remèdes en détruisent les effets dans *tout* l'organisme. « Qu'on me cite, dit Brown, dans une note, une puissance nuisible dont on ait jamais parlé ou qu'on ait jamais observée, qui, sans affecter *tout* l'organisme, puisse pénétrer dans la profondeur du poumon et y occasionner une inflammation, et j'abandonne ce système. Je défie, ajoute-t-il, dans une seconde note, qu'on me cite un seul moyen qui, par une action *bornée* aux poumons, guérisse la péripneumonie (1). » L'importance que Brown attachait à soutenir l'excitabilité nous explique encore pourquoi il méconnut la *force médicatrice de la Nature.* « Jamais d'inaction, dit-il ; ne vous fiez pas aux forces de la Nature : elle ne peut rien sans les choses externes. » Cependant nous croyons voir un correctif dans le dogme suivant : « Malgré la restriction qu'il présente dans le traitement, on ne doit avoir égard à la matière morbifique que pour lui laisser le temps de s'échapper. » Est-ce nous abuser que de conclure, de ce passage, que Brown reconnaissait, dans la durée des maladies, plusieurs périodes dont une correspondrait à la *coction* admise par Hippocrate ?

_____

(1) Ouvr. cit., pag. 29.

La doctrine de Brown ne fut pas généralement admise dans les trois royaumes de la Grande-Bretagne ; *et sui non receperunt*, dit le docteur Pomme (1). La *zoonomie* d'Érasme Darwin, qui parut en 1794, contient une doctrine fort différente de celle de notre auteur, même dans les points où elle semble en approcher davantage, dit le docteur Budan (2). Nous ne partageons pas tout à fait cette opinion, et nous dirons plus tard quelques mots de la doctrine de Darwin. C'est surtout en Italie que celle de Brown trouva d'abord un grand nombre de partisans, parmi lesquels il importe de citer, pour l'honneur du brownisme, Scarpa, Joseph Frank, Rasori qui plus tard devint chef d'une école dont nous nous occuperons, et le célèbre Moscati de Milan, qui se dépouilla enfin de la prévention qu'il avait contre la doctrine de Brown. Celle-ci ne tarda pas à passer d'Italie en Allemagne, où le docteur Weikard publia d'abord une exposition de la doctrine qui nous occupe, et, bientôt après, en 1795, une traduction des éléments de médecine de Brown. Le professeur Mitjavila, de Barcelonne, essaya d'introduire le brownisme en Espagne, en publiant périodiquement la traduction

---

(1) Réfut. de la doctr. méd. de Brown, pag. 88.
(2) Bibl. méd., tom. IX, pag. 88.

espagnole de divers ouvrages propres à le faire connaître ; mais il ne paraît pas qu'il ait atteint son but (1). Enfin, la doctrine de Brown fut introduite en France, sous les auspices des docteurs Chortet, Bertin et Fouquier, auxquels nous sommes redevables de traductions estimées. La publication presque simultanée de ces trois traductions nous porterait à croire que le brownisme ne fut pas aussi mal accueilli en France que ses détracteurs le proclament, si l'un des traducteurs n'affectait pas une neutralité à laquelle la politesse nous oblige de croire. « On s'est imaginé, dit M. Bertin, que j'étais un chaud partisan de Brown.... : on s'est trompé.... Je prie les browniens de me regarder *neutre* dans cette guerre (2). »

La doctrine de Brown éprouva des modifications nombreuses et importantes. Ainsi Brown ne se servait, dans ses leçons, d'une échelle biométrique, que pour exposer le plan de son système ; le docteur Lynch fit un pas de plus ; il marqua, sur cette échelle biométrique, la place des diverses maladies admises par son maître, et il les gradua avec autant de précision qu'on l'a fait, à l'égard des températures, par la division du thermomètre. Mais

---

(1) Bibl. méd., tom. IX, pag. 92.
(2) Bibl. méd., tom. II, pag. 202.

qu'indiquait cette échelle ? L'accroissement de l'*in-citation* parallèlement au décroissement de l'*incita-bilité*. Le maximum de l'*incitation*, c'est-à-dire le degré 80, correspondait au minimum de l'*incitabilité*, c'est-à-dire le degré 0. Or, Brown représentait par 80 l'époque où la vie commence, et par zéro l'é-poque où, l'incitabilité étant nulle, la vie s'éteint. Donc, d'après la table de Lynch, la vie correspond à la mort. Le docteur Bréra corrigea cette erreur en substituant le *stimulus* à l'*incitation* : « Plus le stimulus agit fortement, dit Brown, plus l'inci-tabilité s'épuise (1). » Bréra modifia, en outre, le cadre nosologique de Lynch, en plaçant parmi les maladies générales plusieurs affections que Brown lui-même avait mises au rang des maladies locales. Cette échelle biométrique a été le sujet d'un grand nombre d'exclamations. « Voilà bien , dit-on avec effroi, la science de la vie élevée au niveau des sciences physiques les plus exactes ! » Il est diffi-cile de comprendre l'utilité et l'application de cette échelle à la doctrine de Brown, sur ce qu'en ont dit plusieurs auteurs, parce que l'esprit ne se prête guère à mesurer par des nombres des êtres dont nous ne connaissons pas la nature et que nos sens ne peuvent pas apprécier ; mais, évitant les abstrac-

(1) Ouv. cité , pag. 11.

tions, appliquons cette échelle à l'état d'un malade, et nous prouverons aisément qu'elle est très-utile pour l'intelligence du brownisme, intelligence que n'ont pas acquise tous ses détracteurs.

Supposons un asphyxié, et jetons les yeux au bas de l'échelle de Bréra : le degré 80 nous représentera l'excès de *stimulus*, et le zéro représentera l'*incitabilité* épuisée. Combattons l'asthénie indirecte qui dépend de l'excès de *stimulus*, et en même temps dissipons, corrigeons l'atmosphère pestilentielle qui entoure notre malade ; l'œil fixé sur l'échelle biométrique, nous verrons le *stimulus* diminuer et l'*incitabilité* augmenter jusqu'à ce qu'ils soient parvenus l'un et l'autre au degré 40. Dès lors, le malade aura recouvré la santé. Si quelque cause excitante atteint le sujet de notre observation, nous voyons, sur l'échelle biométrique, le *stimulus* s'élever au degré 45 d'abord, et, l'*incitabilité* diminuant, atteint le degré 35, jusqu'à ce qu'enfin le *stimulus* s'accumulant au point de parvenir au degré 80, l'*incitabilité* atteint le zéro de l'échelle, et la vie cesse.

Les idées de Brown sur l'*opportunité*, état auquel il attachait tant d'importance, ont aussi éprouvé d'heureuses modifications. En effet, Brown définissait l'*opportunité* aux maladies « cet état du corps, voisin de la maladie, mais qui ne s'écarte pas telle-

ment de la santé qu'il n'y ressemble encore (1) ;
et il confondait l'*opportunité* avec la disposition aux
maladies. La dénomination d'*opportunité* a été généralement désapprouvée, parce qu'elle ne désigne
pas exactement l'état des fonctions vitales ; elle
ne signifie, à proprement parler, que *prédisposition*.
Cependant la distinction de différents états des
fonctions vitales a paru importante à établir, et il
a été nécessaire d'adopter des dénominations différentes, quoique peu exactes, pour désigner aussi
bien que possible ces différents états. Ainsi Gau-
bius a appelé du nom de *prédisposition* toute cir-
constance interne de l'organisme qui rend possible la maladie ; il a appelé *germe, disposition*, l'état
de l'organisme qui présente la raison suffisante de
l'origine de la maladie ; enfin, l'on a conservé le
nom d'*opportunité* à cet état de l'organisme vivant,
qui s'éloigne si peu du bien-être et s'approche si peu
du malaise, qu'il paraît être dans la limite du bien-
être, sous le masque duquel il se montre mali-
cieusement. Quelques-uns ont proposé d'appeler
propension au *malaise* l'état des fonctions vitales
que Brown appelle *opportunité* : ceux-là ont sans
doute ignoré que l'*opportunité* est, d'après Brown,

---

(1) Ouv. cité, pag. 2.

une aberration effective quoique insensible de l'é-
nergie des fonctions vitales (1).

Sans nous arrêter plus long-temps aux modifications qu'a subies la doctrine de Brown, hâtons-
nous d'examiner quelles conséquences on peut en
déduire, surtout par rapport à la médecine pratique. Nous commençons par déclarer que l'in-
souciance affectée par Brown pour toute noso-
logie est contraire aux progrès de la science, et
que l'idée qu'il a eue de classer chaque maladie
d'après le degré d'excitation , nous paraît aussi
bizarre, pour nous servir de la comparaison du
docteur Budan, que l'idée d'un naturaliste qui s'avi-
serait de classer les animaux par la taille, sans
autre distinction. Nous ajouterons que l'augmentation et la diminution d'*incitabilité* ne suffisent pas
pour se former une idée de toutes les maladies ,
et encore moins pour les traiter avec succès. A
plus forte raison nous élèverons-nous contre cette
idée que, sur cent maladies prises au hasard,
quatre-vingt-dix-sept sont de nature asthénique.
Ce trois pour cent pathologique nous paraît aussi
ridicule que le trois pour cent ministériel, qui,
de nos jours, a coûté si cher à la France. Nous
pensons qu'en outre de la diminution et de l'exalta-

(1) Consulter l'exposé périodique de la théorie de l'incitation.

tion des forces vitales, il faut encore admettre les modifications vicieuses de ces mêmes forces. « Non-seulement, a dit Bichat, c'est en plus ou en moins que les forces vitales pêchent, mais elles sont encore dénaturées. » C'est pour avoir méconnu ce principe que les brownistes n'ont admis, dans les médicaments, que la propriété de fortifier ou d'affaiblir, sans penser à leurs vertus spécifiques : l'école de Brown a méconnu l'utilité des méthodes perturbatrices.

Les objections à porter contre la doctrine de Brown seraient bien plus nombreuses si nous nous en rapportions à quelques auteurs ; mais plusieurs de ces objections n'ont été avancées que faute d'un mûr examen. Ainsi, le docteur Pomme (1) appelle paradoxale l'idée d'après laquelle Brown fait maintenir la vie par les forces excitantes, et il cite à l'appui de son assertion les vers suivants de Mme Déshoulières :

Que l'homme connaît peu la mort qu'il appréhende,
Quand il dit qu'elle le surprend !
Elle naît avec lui, sans cesse lui demande
Un tribut dont en vain son orgueil se défend.
Il commence à mourir long-temps avant qu'il meure,
Il périt en détail imperceptiblement ;
Le nom de mort qu'on donne à notre dernière heure
N'en est que l'accomplissement.

(1) Opuscule cité, pag. 11.

Nous nous plaisons à présenter ici cette citation, parce que, loin d'être contradictoire à la doctrine de Brown, elle présente une image fidèle de l'action des *puissances excitantes* sur l'*incitabilité*. « A chaque instant, dit Brown, tous les êtres vivants tendent à leur destruction ; ils ne s'en garantissent qu'avec peine, pour peu de temps et par le secours de puissances étrangères ; enfin, ils meurent en succombant à une fatale nécessité (1). » Cette idée a été reproduite, de nos jours, par un académicien dont le nom est bien au-dessus de nos éloges, et qui n'avait pas probablement connaissance du passage de Brown que nous venons de citer. « Aussitôt que l'homme a la conscience de lui-même, dit M. Cousin, il se trouve dans un monde étranger, ennemi, dont les lois et les phénomènes semblent en contradiction avec sa propre existence (2). » La justesse de l'idée n'est-elle pas prouvée par un si parfait accord ?

Le professeur Caizergues reproche à la doctrine de Brown d'avoir admis que les mouvements et les autres actes de la vie sont toujours provoqués par une irritation extérieure (3). Il est encore aisé

---

(1) Ouv. cité, pag. 43.
(2) Cours de l'histoire de la philosophie, 1re leçon, pag. 10.
(3) Des systèmes en médecine, pag. 50.

de prouver le peu de justesse de cette objection.
« Les corps vivants, dit Brown, sont susceptibles
d'être affectés par les choses externes et par certaines actions qui leur sont propres. Ce sont les
contractions musculaires, l'action du cerveau dans
la pensée et dans les passions (1). »

Nous ne pousserons pas plus loin la justification
des idées de Brown, qu'on a mal interprétées ;
nous nous sommes à dessein adressé aux censeurs
les plus judicieux, afin de prouver combien il serait
aisé de combattre les autres. Passons à l'examen
des points de doctrine qui méritent quelques
éloges ; et, d'abord, nous ne saurions méconnaître
que la doctrine de Brown a porté un coup rude
à la pathologie humorale. Tout en avouant que
l'école de Brown a donné dans l'extrême contraire
en faisant dépendre toutes les maladies des solides,
sans tenir aucun compte des humeurs, nous ne
saurions passer sous silence le service qu'elle a
rendu à la science en rappelant l'importance de
l'énergie vitale à ceux qui tendraient trop fortement vers la théorie humorale. Tout en avouant
que la dichotomie de Brown est insuffisante pour
l'étude et le traitement des maladies, il ne nous
paraît pas moins rigoureux de publier que les
efforts de Brown, pour simplifier l'étude et la

---

(1) Éléments de médecine, pag. 3.

pratique de la médecine, sont dignes de louange,
et ont eu des résultats avantageux. En effet, s'il
est vrai de dire qu'il existe un grand nombre de
maladies par perversion des propriétés vitales, il
ne l'est pas moins d'assurer qu'il n'y en a pas
sans augmentation ou diminution de ces mêmes
propriétés vitales; et s'il est exact d'avancer qu'on
ne saurait guérir certaines maladies sans l'emploi
de médicaments spécifiques, avec le seul secours
des excitants ou des débilitants, il n'est pas moins
rigoureux d'affirmer que, dans la plupart des cas,
il faut aider l'action des spécifiques avec le secours
des toniques ou des antiphlogistiques. L'état *sthénique* et l'état *asthénique* sont les deux états morbides les plus fréquents.

Ce que nous avons dit de la propagation de la
doctrine de Brown nous paraît suffisant pour nous
dispenser de plus amples détails sur ses sectateurs:
cependant nous avons pris l'engagement de dire
quelques mots de la doctrine de Darwin, et nous
allons examiner ses rapports avec celle de Brown.

De même que Brown avait admis l'*incitabilité*,
de même qu'il avait appelé *incitation* l'effet de l'impression des puissances incitantes sur l'incitabilité,
Darwin admit un principe vivant dont il ne chercha,
pas plus que Brown, à connaître la nature, et
qu'il appela du nom de *sensorium* ou cause d'animation, et dont il plaça le siége dans le cerveau

et les nerfs ; il appela *irritation* l'effet de l'impression des puissances incitantes sur la *cause d'animation*. Les puissances incitantes portent le nom de *stimulus* aussi bien dans la doctrine de Darwin que dans celle de Brown. « Quand la puissance sensoriale (*sensorium*, ou esprit d'animation) reste la même, et que celle du *stimulus* est diminuée, dit Darwin ; il en résulte une faiblesse dans les contractions fibreuses, que l'on peut appeler *débilité par défaut de stimulus*. » N'est-ce pas là ce que Brown appelait débilité directe ? « Mais si la quantité de *stimulus* reste la même, et que celle de la puissance sensoriale soit diminuée, il en résulte une autre espèce de débilité que l'on peut désigner sous le nom de *débilité par défaut de puissance sensoriale*. Cette débilité est nommée *indirecte* par le docteur Brown (1). » Mais Darwin, dont le vaste génie embrassa toute la Nature, ne put se renfermer dans le cercle étroit que Brown s'était tracé ; et, contre l'opinion de ce réformateur, il ne balança pas d'affirmer que l'esprit d'animation peut se reproduire au fur et à mesure qu'il s'épuise; il alla même jusqu'à dire que le cerveau et la moelle épinière sont chargés d'accomplir, à la manière

---

(1) Zoonomie de Darwin, tom. I, pag. 119, traduction de J.-F. Kluyskens.

des autres sécrétions, cette indispensable repro-
duction (1). Darwin, tout en admettant l'incitation
de Brown, ne voulut pas réduire à une seule caté-
gorie tous les mouvements vitaux, et il crut qu'il
ne suffisait pas d'admettre deux états morbides. A
l'exemple de Cullen, il fit jouer un grand rôle à
l'influence nerveuse (2). Darwin crut essentiel d'é-
tablir le caractère principal d'une maladie sur sa
cause prochaine, conformément à ce qu'avait dit
Cullen : « *similitudo quidem morborum in similitudine
causæ eorum proximæ, qualiscumque sit, reverá
consistit* (3). » Il déduisit, de plusieurs principes,
qu'il serait trop long de présenter ici, que le *sensorium* possède quatre facultés distinctes; savoir :
l'*irritation*, la *sensation*, la *volition* et l'*association*.
Il regarda ces quatre facultés comme causes prochaines des maladies, et il établit ainsi la classification suivante : 1° maladies de l'irritation ; 2° de
la sensation ; 3° de la volition ; 4° de l'association.
L'*irritation* est cette faculté sensoriale qui produit
la contraction des fibres ; la *sensation* est celle qui
cause le plaisir ou la douleur ; la *volition* est celle
qui occasionne le désir ou l'aversion ; enfin, l'*as-*

---

(1) Zoonomie, tom. I, pag. 165.
(2) Biographie méd., tom. III, p. 389. F.-G. Boisseau.
(3) *Nosologia methodica*, tom. II, *proleg.*, pag. 29.

sociation est cette faculté sensoriale qui, jointe à
une ou plusieurs facultés précédentes, et souvent
seule, produit continuellement la contraction des
fibres animales ; mais son action est elle-même
déterminée par le mouvement préalable des fibres
contractiles (1). Darwin donne, à la succession
qu'on peut remarquer dans ces facultés, le nom
de *caténation*.

« Toutes les maladies de ces différentes classes
ont leur source, dit Darwin, dans une surabon-
dance, un défaut ou une action rétrograde des
facultés du *sensorium* (2) », et ces trois états lui
ont servi à établir trois ordres dans chaque classe :
chaque ordre a été subdivisé en genres et espèces.
Brown alarma plusieurs esprits par l'ambition qu'il
affecta de vouloir élever la science de la vie au
niveau des sciences physiques les plus exactes :
Darwin sera-t-il jugé plus favorablement pour
avoir visé à l'élégante symétrie du système bota-
nique de Linné? Darwin pensa que sa méthode
naturelle de classification présentait trois avantages
principaux ; savoir : 1º de faire comprendre plus
aisément la nature des maladies en comparant leurs
propriétés essentielles ; 2º de faciliter la connais-

---

(1) Zoonomie, tom. I, pag. 116-117.
(2) *Idem*, tom. III, préface.

sance des méthodes curatives; 3º de faire trouver le nom d'une maladie quelconque, auparavant inconnue au médecin.

Darwin établit sa thérapeutique sur les indications suivantes : 1º maintenir l'activité des mouvements irritatifs ; 2º augmenter cette activité; 3º la diminuer ; 4º augmenter l'activité des mouvements irritatifs qui constituent l'absorption ; 5º intervertir l'ordre naturel des mouvements irritatifs *successifs* ; 6º rétablir cet ordre naturel quand il a été interverti.

Tels sont les principes que nous avons cru devoir rapporter de la théorie de Darwin. Nous ne nous flattons pas de l'avoir exposée en entier : une pareille entreprise serait même sans doute jugée téméraire de notre part, vu que ses principes ne sont pas réunis en corps de doctrine , vu que Darwin ne s'est pas borné à tracer les lois de la vie organique, mais qu'il a osé enceindre , selon l'expression de M. Boisseau , de sa vaste pensée tout ce que l'esprit de l'homme peut comprendre.

Comme le promeneur qui, suivant toutes les sinuosités d'un fleuve, est enfin obligé d'arrêter sa marche lorsque le fleuve se jette dans le vaste bassin des mers ; de même l'historien, après avoir parcouru les époques successives des progrès de la médecine, arrive à un moment où ces progrès deviennent si rapides, où les découvertes deviennent si nombreuses, qu'il ne peut plus en observer la série puisque tout est simultané. Parvenu à l'histoire médicale, de la fin du 18e siècle, nous ne saurions suivre la même marche que nous avons observée dans les époques antérieures. Ici ce n'est plus une école qui succède à une autre ; ce n'est plus un système qui est renversé par un système plus séduisant ; ce n'est plus l'anatomie qui prépare les découvertes chirurgicales, etc. La succession a fait place à la simultanéité. Mille travaux sont entrepris sur différents points de l'Europe. L'étude matérielle de nos organes et de leur structure intime est approfondie par les Lancisi, les Pacchioni, les Albinus, les Camper, les Prochaska, les Douglas, les Cruikshank, les Heister, les Sœmmering, les Winslow, les Ferrein, les Bordeu, les Tenon, les Vicq-d'Azyr. Buffon et Daubenton favorisent l'enseignement de l'anatomie, de tout le pouvoir que

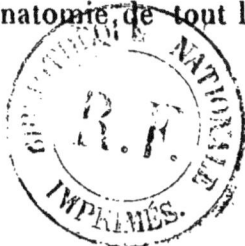

7

leur donna la supériorité de leurs talents. Les
progrès de l'anatomie pathologique sont dus aux
travaux des Mascagni, des Cotunni, des Monro, des
Hunter, des Baillie, des Stoll, des Reihmann, des
Sénac, des Lieutaud. Pendant que Rasori et Thommasini, modifiant la doctrine de Brown, deviennent
les chefs de l'école dite *italienne*, la France voit
se former dans son sein une école qui se décore
du titre de *physiologique*, et à la tête de laquelle
s'est placé M. Broussais dont le nom est au-dessus
de nos éloges ; Schelling et Sprengel, rapportant
les phénomènes vitaux au dynamisme d'un agent
impondérable, établissent la doctrine de la *polarité* ; Hanhemann, soumettant la pharmacologie à
la critique et à l'expérience, pose les bases de la
doctrine homœopathique; Pinel enseigne l'art d'é-
tudier la médecine ; Bichat décrit et présente, suivant les propriétés qui les distinguent, nos différents
tissus; Barthez classe d'une manière toute neuve
les éléments de la science de l'homme, et répand
le plus vif éclat sur la physiologie, en démontrant
que les lois du principe vital ne sont pas moins
importantes à connaître que celles de l'organisme
humain.

Jean Rasori, que nous avons mentionné parmi
les sectateurs de Brown, vivement touché, dit
M. Coutanceau (1), des malheurs qui suivirent la

_____

(1) Dict. de méd. en 18 vol., *contre-stimulus*.

pratique brownienne pendant l'épidémie de Gênes, qui régna en 1799 et 1800, reconnut que les maladies ne sont pas aussi souvent asthéniques qu'il l'avait cru jusqu'à cette époque. Il alla même jusqu'à voir partout des maladies sthéniques qui cédaient néanmoins à l'emploi de substances dites *stimulantes*. Il s'attacha, dès lors, à prouver, contre l'opinion de Brown, qu'il existe un grand nombre de substances qui nous débilitent, qui agissent en sens contraire du *stimulus* : de là, le nom de *contre-stimulus* ; et il appela *contre-stimulants* les médicaments qui jouissent de la propriété d'affaiblir l'excitement, non pas à l'instar des saignées et des purgatifs, par la soustraction du *stimulus*, mais en déprimant l'excitabilité de la fibre par une sorte de propriété spécifique. Rasori changea l'acception que Brown avait donnée au mot *diathèse*, et qu'il confondait avec l'*opportunité*. Il exprima, par le mot *diathèse*, la nature intime de l'affection morbide, quelle qu'elle soit, et pensa d'ailleurs, comme Brown, que toutes les maladies peuvent être ramenées, quant à leur diathèse, aux deux états de sthénie et d'asthénie, et que, dans toutes, l'organisme entier est affecté (1). Rasori, dans un mémoire qu'il publia sur l'action du tartre stibié

---

(1) Journal des progrès, etc., tom. II ; nouv. doctr. médicale italienne, 1ᵉʳ article, par L.-F.-A. Simon.

dans la pneumonie inflammatoire, énonça comme loi générale de pathologie, «que le corps humain, en devenant malade, acquiert la faculté de supporter des médicaments appropriés à son état, à des doses exactement proportionnées à l'intensité de la maladie ; et qu'il perd cette faculté, au fur et à mesure que la maladie diminue, et dans les rapports de sa diminution. » D'après ce principe, Rasori administrait le tartre stibié, à de hautes doses, dans le traitement de la pneumonie. Guidé par les observations de Withering et Darwin, il employa la digitale pourprée, d'abord contre les hydropisies, et, plus tard, il se servit de ce médicament, comme d'un contre-stimulant très-actif, contre toutes les maladies, soit aiguës, soit chroniques.

Les déclarations solennelles de Sydenham et de Dehaën contre la prétendue malignité de certaines fièvres et leur thérapeutique excitante, les belles observations et réflexions de Hunter sur le danger de traiter par les stimulants les inflammations *malignes*, enfin les profondes et victorieuses oppositions de l'illustre Canavéri sur l'étiologie brownienne de la prétendue inflammation asthénique, rappelèrent Thommasini à une thérapeutique moins incendiaire que celle qui lui avait été enseignée. Les inflammations chroniques, et la méthode de traitement qui leur est avantageuse, lui firent sus-

pecter la doctrine et la classification de Brown.
Les observations de Ruisch, de Hervey, de Hunter,
sur la marche du *processus inflammatoire*, et l'autopsie
cadavérique de femmes mortes, à différentes époques de la gestation, consumées par tous les genres
de privations, chez lesquelles pourtant il put observer le *processus phlogistique* naturel de l'utérus,
lui démontrèrent l'existence de l'inflammation dé-
veloppée au milieu des circonstances les moins
favorables en apparence, chez des personnes d'une
diathèse évidemment asthénique. Thommasini
adopta, dès lors, les principes de Rasori ; il les
développa et les appliqua à toutes les maladies.

Rasori, avons-nous déjà dit, avait changé l'acception du mot *diathèse*. Thommasini donna encore
un nouveau sens à ce mot. Il appela *diathèse* « un
état morbide permanent, résultant de l'excès ou
de la diminution des propriétés vitales (1). » L'inflammation, dit Thommasini, quoique vaincue,
laisse aux parties qui en ont été affectées des conditions morbides qui persistent d'une manière si
tenace , lorsque la maladie est terminée, qu'elle
(l'inflammation) devient presque toujours le germe
de nouvelles récidives (2). » Il va même jusqu'à

---

(1) Coster, Exposition sommaire de la nouv. doct. méd.
ital. , pag. 11.

(2) Exposition précise de la nouv. doct. méd. ital. ,
pag. 21 , ou considérations pathologico-pratiques sur l'in-

penser qu'un organe enflammé pourrait bien ne jamais revenir à son état naturel (1).

Un pronostic aussi fâcheux sur l'inflammation exigeait que cet état morbide fût distingué avec soin de ce qui n'est pas réellement *inflammation*, mais qui a des traits de ressemblance avec elle : aussi Thommasini a-t-il le plus grand soin de distinguer l'inflammation de ce qu'il appelle *irritation*. Celle-ci n'attaque, selon lui, que superficiellement l'*incitabilité*, et cesse en même temps que la cause qui l'a produite; tandis que l'inflammation, une fois établie, parcourt irrévocablement toutes ses périodes, sans que les émissions sanguines, quelque abondantes et répétées qu'elles soient, puissent s'y opposer en aucune manière. Cependant elles ont l'inappréciable avantage de diminuer l'intensité de l'inflammation, et d'en prévenir les suites fâcheuses, telles que l'*induration*, la *suppuration* et la *gangrène*, sans néanmoins pouvoir, répétons-nous, faire revenir l'inflammation sur ses pas. Quant aux *contre-*

---

flammation et la fièvre continue. M. Coster accuse le traducteur anonyme de ce livre d'en avoir falsifié le titre, et soutient que cet ouvrage de Thommasini, intitulé : « *Considerazioni pathologico-pratiche sullà inflammazione e la febre continua* » , ne contient pas l'exposé de la nouvelle doctrine italienne.

(1) *Lezioni di fisiologia e patologia.*

stimulants, ils parviennent toujours, d'après Thommasini, à guérir momentanément l'inflammation :
c'est ce qu'il appelle *traitement par compensation* (1),
et qui nous paraît rentrer dans la *méthode pertur-
batrice*, méthode qui réclame, de la part du médecin,
tant de perspicacité ! Un point sur lequel Thommasini insiste avec beaucoup de force dans tous
ses ouvrages, est l'identité de l'inflammation ; et
cependant il ne se borne pas à admettre la *loi de
tolérance* indiquée par Rasori : il admet encore une
tolérance respective individuelle que le médecin ne
doit jamais perdre de vue, puisque c'est à elle qu'il
devra tous ses succès et ses revers. Or, cette *tolérance respective individuelle* est-elle autre chose que
la *spécificité* des maladies? Certes, il n'y a pas loin
de cette *spécificité* à celle de l'*inflammation*. D'ailleurs,
comment reconnaître, d'une part, que la digitale
et le fer agissent de préférence sur le système sanguin;
que la noix vomique, la belladone, le *rhus-radicans*,
ont une prédilection pour le système nerveux ;
l'antimoine, l'arsenic, pour les systèmes musculaire
et cutané ; la scille, le nitre, pour le système lym-
phatique; la térébenthine, les cantharides, pour les
voies urinaires; les oxides de bismuth et de man-
ganèse, pour l'estomac; le colombo et le simarouba,

---

(1) Léon Simon, 2me art., Journ. des progrès, t. IV.

pour le tube intestinal ; l'acide hydrocyanique, le kermès minéral, pour les poumons : comment admettre, disons-nous, cette *spécificité* d'organes, et nier, d'autre part, qu'il y ait des inflammations spécifiques ?

L'inflammation est considérée, par Thommasini, comme un foyer d'où l'excitation s'étend de proche en proche à toutes les parties du corps. Aussi la plupart des maladies sont-elles, à ses yeux, de nature inflammatoire. Brown pensait, avons-nous dit, que, sur cent maladies prises au hasard, quatre-vingt-dix-sept étaient de nature asthénique. Thommasini pense, au contraire, que quatre-vingt-dix-neuf sont de nature inflammatoire, et réclament l'emploi des contre-stimulants. Embrassant toutes les maladies d'un même coup d'œil, dit M. Coutanceau, Thommasini les divisa en *instrumentales* et en *vitales*, suivant qu'elles atteignent nos organes ou qu'elles intéressent seulement leurs fonctions. Les maladies *vitales* furent distinguées en *universelles* et en *locales*, ou bien encore en *sthéniques* et en *asthéniques*. Une troisième division est celle des maladies *irritatives* et des maladies *diathésiques*, suivant qu'elles persistent ou non après l'éloignement de la cause qui les a produites. Enfin, dans une espèce d'appendice, le docteur Thommasini range, sous le titre de *dynamico-chimiques*, les maladies qui dépendent d'une altération dans la mixtion chimique des parties : telles sont le scorbut, les végétations charnues, la formation surabondante du phosphate calcaire, etc. ; et sous celui de *dynamico-plastiques*, les maladies qui sont caractérisées par la tendance à la production continuelle des vers et des insectes, la maladie pédiculaire, par exemple (1). Les maladies *locales* peuvent être *vitales*, mais elles sont le plus souvent *instrumentales* (luxations, fractures, déchirures, altérations chimiques); elles peuvent résulter d'altérations bornées à la seule partie affectée ; elles peuvent, en outre, être accompagnées de phénomènes sympathiques consensuels, ou d'*irritation* ; enfin, elles peuvent, dit Thommasini , être occasionnées par la *diffusion d'une affection succédant à un trouble local* (2).

Thommasini range parmi les maladies *générales*, *diathésiques* et *sthéniques*, les typhus, les exanthèmes et les névroses. 1º Quant aux maladies contagieuses, telles que la fièvre jaune, la fièvre de Livourne, il pense que, dans la plupart des cas, l'influence miasmatique ne saurait s'exercer sans l'occurrence de l'*opportunité* ; que cependant cette *opportunité* n'est pas toujours nécessaire. 2º Les maladies exanthématiques sont, aux yeux de Thom-

---

(1) Caizergues, des systèm. en méd. , pag. 56.
(2) L. Simon , 2ᵐᵉ article, Journal des progrès, tom. IV.

masini, toutes de même nature , et soumises aux
mêmes lois que les phlegmasies ; elles ont toutes
pour fond une inflammation cutanée *sui generis*
qui est le foyer de l'affection universelle de tout
le système. 3° Les affections nerveuses ne sont
jamais simples , dit Thommasini ; le système nerveux n'est jamais le siège d'une irritation pathologique sans que le système vasculaire participe du
même état morbide. Enfin , Thommasini s'est également occupé de l'essentialité des fièvres (1).

La thérapeutique présente, dans la doctrine de
Thommasini, un caractère qui lui est propre : simplicité d'un côté, et, de l'autre, complication, confusion. En effet, la pluralité des maladies étant dues
à un surcroît de *stimulus*, la seule indication est
de modérer cet excès de *stimulus* ; mais, pour y
parvenir, que de moyens différents, opposés, qui
cependant sont tous appelés *contre-stimulants*, par
cette unique raison qu'ils combattent le *stimulus* !
Ainsi, la saignée, l'eau de poulet, la gomme-gutte,
le tartre émétique, le kina, sont tous des *contre-
stimulants* ; mais leur action est variable en intensité, et, de plus, la plupart d'entre eux jouissent
d'une propriété *élective*, dont nous avons déjà parlé.
Il ne nous reste donc qu'à dire un mot de la saignée
et du tartre stibié.

---

(1) *Ricerche sulla febbre de Livorno dal 1804.*

La saignée est le *contre-stimulant* le plus énergique : elle agit, ainsi que les purgatifs, en sous-
trayant l'accès de *stimulus*; et, par suite de cette
explication, qui nous paraît par trop mécanique,
la saignée et les purgatifs sont dits des *contre-stimulants indirects*. La saignée convient spécialement
lorsque l'excès de stimulus dépend d'une trop
grande quantité de sang; mais, hors les cas de complication pléthorique, la saignée affaiblit le ton
général de l'économie, et rend celle-ci plus sen-
sible à l'influence du *stimulus*. La saignée est large-
ment employée concurremment avec de hautes
doses de tartre stibié.

L'emploi du tartre stibié à hautes doses est consigné dans des formulaires anciens. Richter administrait ainsi le tartre stibié dans les inflammations
de poitrine ; Huffeland suivit cette méthode avec
succès dès les premières années de sa pratique. Ce
n'est donc pas Rasori qui nous a le premier fait
connaître ce nouveau mode thérapeutique, comme
on l'a prétendu (1); mais c'est à lui que nous
devons d'avoir rappelé cette méthode trop oubliée.
Thommasini et Borda l'ont employée après lui, et
l'ont encore plus fait connaître que son inventeur.

Borda fut l'un des plus ardents défenseurs et

(1) Coutanceau, Dict. de méd., tom. V, pag. 586.

des plus zélés soutiens du *contre-stimulisme*. La nouvelle doctrine se progagea dans toute l'Italie, où elle trouva aussi des antagonistes. Bientôt les médecins italiens furent divisés en deux partis, dont l'un est resté attaché à la doctrine des anciens, et l'autre a embrassé les opinions modernes, qui aujourd'hui sont généralement professées, mais avec des modifications importantes. Ainsi Rolando reconnaît (1) que l'*incitabilité* peut être affectée pathologiquement de trois manières différentes : 1º par exaltation ; 2º par diminution ; 3º par perversion ; mais il est vrai de dire que les perversions de l'excitement figurent dans le système de Rolando, plutôt comme accident probable que comme fait rigoureusement démontré ; car il ne dit rien de ces perversions. Geromini a apporté, dans la doctrine du *contro-stimulus*, quelques principes de la doctrine physiologique dont nous ne tarderons pas à nous occuper. Amoretti semble, selon l'expression de M. Simon, tendre une main secourable aux doctrines allemandes de la polarité. Buffalini publia, en 1819, un ouvrage intitulé : *fundamenti di patologia analytica*, et tâcha de ramener les médecins de son pays à une méthode plus sage, plus rigoureuse que celle qui est généralement adoptée

_____

(1) Induc. physiol. et pathol. sur les différ. espèces d'excitabilité et d'excitement.

par les *contro-stimulistes* ; il les rappela à la philosophie de Bacon, que déjà Rasori croyait avoir
suivie. Il divisa les maladies en deux grandes classes:
les *affections simples* et les *affections composées*. Il
subdivisa les *affections simples* en quatre ordres
qu'il désigna ainsi : 1° désordres chimiques et mécaniques des organes ; 2° altérations manifestes de
l'altération organique ; 3° *processus* secrets et particuliers se développant dans le mélange organique ;
4° perturbations apparentes et déterminées du mouvement vital.

La doctrine du *contro-stimulus* fut accueillie
favorablement, en Allemagne, par les docteurs
Wolff et Fialkowski. M. Peschier, de Genève,
obtient un grand nombre de succès de l'emploi
du tartre stibié à hautes doses dans le traitement
de la pneumonie.

La doctrine du *contro-stimulus* a aussi trouvé
des partisans dans notre patrie, et, parmi les plus
recommandables, Laënnec est généralement cité.
Il n'est cependant pas le premier qui ait introduit,
en France, l'emploi des *contre-stimulants*. Le professeur Broussonnet a consigné, dans un travail
publié en 1801 (1), que l'un des professeurs de

---

(1) Exposé des travaux de l'École de médecine de Montpellier pendant l'an IX, pag. 19.

clinique de Montpellier a porté successivement la dose du tartre stibié à 8 grains par jour en le combinant avec la thériaque, et que deux rhumatismes chroniques ont été guéris par cette préparation héroïque.

En France, comme partout ailleurs, le contre-stimulisme a trouvé des partisans, avons-nous déjà dit ; ajoutons qu'il y a trouvé aussi des détracteurs. Au reste, en vertu de quel privilége le *contro-stimulisme* aurait-il échappé à cette condition ? Essayons d'apprécier, d'une manière sage et juste, quelle influence a eue, sur la médecine pratique, la doctrine du *contro-stimulus*.

Cette doctrine ne reposant pas encore sur des bases solides, ses principes n'étant pas encore parfaitement coordonnés, les *contro-stimulistes* n'étant pas encore d'accord sur ce qu'ils doivent admettre ou rejeter, aucun ouvrage *ex-professo* ne présentant encore un corps de doctrine, notre tâche sera difficile.

Nous croyons devoir commencer par établir la bonne foi qui guida les réformateurs du brownisme ; et, à cet effet, qu'y a-t-il de plus décisif que la conduite de Thommasini envers sa fille, affectée, en 1818, d'une entérite des plus violentes? Sept saignées successives, des lavements de décoction de camomille, de petites doses de magnésie, des émollients internes et externes, le diagrède, la

confection alkermès unie au laudanum, quelques
gorgées de vin cordial, l'hydrosulfure d'antimoine,
l'eau frappée de glace, l'acétate de potasse et l'extrait de rhubarbe, telle est la série des moyens au
prix desquels Thommasini fit acheter la santé à sa
fille (1). Abordant ensuite la question que nous
nous sommes proposée, nous avouons que la
nouvelle école italienne est tombée dans l'excès
opposé à celui de Brown, en ne voyant partout
que *hypersthénie*; mais nous avouons aussi qu'elle
a rendu un grand service à l'humanité en fixant
l'attention des médecins sur cet élément morbide.
Nous nous sommes déjà élevé contre l'identité de
l'inflammation, et nous pensons qu'il est utile,
pour l'humanité, d'admettre des inflammations
spécifiques. Mais quelle importance ne sommes-
nous pas forcé d'attacher à la distinction établie
par Thommasini entre l'irritation et l'inflammation!
« Tant qu'un excès de *stimulus*, dit Thommasini,
n'arrive pas à produire l'inflammation...., la diminution des effets suit de près celle de la cause...
C'est ainsi que la chaleur excessive, la sécheresse
de la peau, le mouvement fébrile du cœur et des
artères, l'excessive absorption des lymphatiques,
la soif, la rougeur du visage, la turgescence des
veines cérébrales, et la céphalalgie que produit

---

(1) Dict. abrégé de sciences médicales, tom. V, pag. 64.

l'action d'un soleil ardent ou une course rapide, se dissipent facilement par le repos, la soustraction du calorique et l'usage des boissons antiphlogistiques ou contre-stimulantes.......... Mais aussitôt qu'une inflammation, soit grave, soit légère, aiguë ou chronique, s'est établie..., alors les correctifs de calorique ou d'exercice n'ont plus de puissance, et l'action tempérante des remèdes antiphlogistiques ou contre-stimulants est insuffisante pour arrêter avec promptitude le mouvement excessif qui a lieu dans la partie enflammée, ainsi que dans celles qui lui sont contiguës ou congénères..... Il n'a fallu quelquefois qu'une action très-passagère du feu, un coup de soleil ou une course trop rapide, pour provoquer une pneumonite, une ophthalmite ou une angine. Cependant, une fois que l'inflammation du poumon, des yeux ou de l'arrière-bouche est établie, ce serait en vain que, par le repos, l'exposition dans une atmosphère fraîche..., et des émissions sanguines répétées, on voudrait en diminuer la durée; car l'inflammation tendra sans cesse à suivre son développement naturel; et ce sera beaucoup si l'art peut parvenir à la circonscrire dans les bornes qui l'éloignent d'une périlleuse désorganisation, et faire que sa marche soit indépendante des causes qui l'ont fait naître (1). »

_____

(1) Sur l'inflammat. et la fièvre continue, p. 18 et suiv.

Quant à la *loi de tolérance*, elle repose sur des faits trop bien établis, sur des observations trop exactes, et sur des succès trop nombreux, pour qu'on puisse révoquer en doute son utilité pour la thérapeutique. En vain lisons-nous dans tous les dictionnaires de médecine, dans tous les examens de doctrines, que la théorie des contre-stimulistes est tout-à-fait nuisible aux progrès de la thérapeutique. Nous ne nions pas que la manière dont ils considèrent les effets des médicaments tende à rapprocher les substances les plus dissemblables ; nous avons même déjà indiqué ce défaut, mais l'erreur est plus relative à la matière médicale qu'à la thérapeutique. L'on reproche à la classification des *stimulants* et *contre-stimulants* de n'être fondée que sur des résultats très-secondaires par rapport à l'état morbide : le reproche est mérité ; mais Stoll lui-même ne l'avait-il pas encouru lorsqu'il disait qu'il n'existe aucun remède qui doive porter le nom d'antiphlogistique, parce que la saignée, puissant moyen antiphlogistique dans une fièvre inflammatoire, donne une nouvelle activité à la fièvre bilieuse ? N'est-ce pas là avoir égard à un résultat très-secondaire ? D'après la même considération, ne peut-on pas dire que le bistouri est l'antiphlogistique, par exemple, puisque l'incision est le meilleur moyen de guérir le panaris et autres inflammations ? Quelque inexacte, quelque vicieuse

8

que soit la dénomination de contre-stimulants appliquée aux remèdes héroïques tels que le tartre stibié, il n'est pas moins vrai de dire que l'administration de ce médicament à hautes doses est très-utile à la médecine pratique. En effet, Laënnec fut engagé à adopter ce mode thérapeutique par la contre-indication que présentait l'emploi des antiphlogistiques chez deux sujets atteints de pneumonie inflammatoire. Nous avons nous-même été réduit à la même nécessité, par le même motif, chez deux individus. Le premier était un charretier, âgé de 60 ans, d'une forte constitution, d'un tempérament sanguin, mais adonné au vin et à l'eau-de-vie. Appelé auprès de lui, nous ne pûmes méconnaître une pneumonie du côté droit : nous pratiquâmes une saignée de six onces qui calma la douleur qu'éprouvait le malade ; mais il survint tout à coup un tel *collapsus*, que nous ne crûmes pas prudent de réitérer la saignée, malgré la nouvelle indication qui s'en présentait, et nous eûmes recours à la *méthode rasorienne*. Comme la maladie avait déjà atteint un haut degré d'intensité, nous devions administrer une haute dose de tartre stibié, et nous prescrivîmes, en effet, 12 grains de ce sel dans une pinte de tisane d'orge. Le soir, nous prescrivîmes 1/2 gros du sel, et, le lendemain, le pouls ne présenta plus ce caractère de *vacuité* qui nous alarmait encore la veille. Nous nous sommes cru obligé d'employer une seconde fois la méthode rasorienne, pour combattre une pneumonie double chez une actrice très-nerveuse, et chez qui la moindre piqûre déterminait des convulsions. Nous fûmes assez heureux pour la guérir en assez peu de temps.

Pour se rendre compte de la manière d'agir du tartre stibié à haute dose, les Italiens ont dit que ce sel déprimait directement les forces en allant chercher l'excès de *stimulus*.

Le professeur Delpech nous a dit, dans une de ses savantes conférences cliniques, que le tartre stibié agit par une altération directe des forces, en déterminant une vraie intoxication, une vénénation. L'observation des phénomènes que présentent les malades soumis à ce mode thérapeutique, paraît justifier ces explications. En effet, à peine une certaine dose du sel est-elle introduite dans l'économie, que tous les phénomènes le mieux caractérisés du décroissement de l'innervation se présentent ; la puissance active du tartre stibié décroît chaque jour, et le médecin est obligé d'élever la dose jusqu'au moment où, la maladie étant vaincue, l'action du tartre stibié devient plus énergique : alors le médecin est obligé de diminuer la dose du médicament. Comment ne pas admettre cette altération directe des forces, lorsque l'expérience nous démontre que, plus l'action nerveuse du malade est énergique, plus il faut être hardi dans l'administration du tartre stibié? Bien plus, il faut quelquefois recourir à un adjuvant dont l'action sur l'innervation soit plus directe, lorsque la *tolérance* a de la peine à s'établir. C'est ainsi que Laënnec s'est servi avec le plus grand avantage du sirop diacode (1).

M. Rochoux s'est demandé si la véritable action contre-stimulante du tartre stibié ne s'opérait pas sur le sang lui-même en rétablissant l'harmonie de sa composition (2). Quelques médecins ont adopté cette opinion, parce que la saignée est un puissant moyen pour faciliter l'action du sel stibié. « Je la regarde, dit Laënnec, comme un moyen capable d'enrayer momentanément l'orgasme inflammatoire, et de donner au tartre stibié le temps de faire son effet (3). »

Mais, si l'on prend en considération les belles expériences par lesquelles M. Magendie a démontré qu'un état pléthorique ralentit beaucoup l'absorption des médicaments, et qu'une émission sanguine la rétablit aussitôt, l'on verra que l'action de la saignée n'est qu'indirecte, tandis que celle du tartre

---

(1) Traité de l'auscultation médiate, etc., t. I, p. 497.
(2) Archives générales de médecine; Février 1827.
(3) *Opere citato*, tom. I, pag. 496.

stibié est directe. Il y a d'ailleurs un fait péremptoire qui combat l'opinion de **M.** Rochoux : c'est que l'on a très-souvent employé le tartre stibié seul avec le succès le plus complet. Laënnec rapporte que **M.** Dumangin, médecin de l'hôpital de la Charité, employait le tartre stibié (en vomitif, il est vrai), fréquemment répété, dans le traitement de la péripneumonie; qu'il n'y joignait presque jamais la saignée, et que sa pratique était aussi heureuse que celle de Corvisart, qui saignait beaucoup dans la même maladie (1). D'ailleurs, Laënnec lui-même a plusieurs fois administré le tartre stibié suivant la méthode de Rasori, dans la pneumonie, sans le concours de la saignée, et il a complètement réussi. Un grand nombre d'autres praticiens, parmi lesquels nous nous plaisons à citer **M.** Bricheteau, ont obtenu le même résultat (2).

L'école dite *physiologique* explique les bons effets du tartre stibié dans la pneumonie, par la dérivation qu'il détermine sur les voies alimentaires; et nous ne trouvons rien de déraisonnable dans cette théorie, lorsque surtout nous nous rappelons l'observation d'un soldat qui, en 1824, mourut d'une

---

(1) Laënnec, *loco citato*, pag. 493.
(2) Nouv. biblioth. méd.; Bricheteau, examen de la nouv. doctr. italienne.

plaie profonde de tête, à l'hôpital St-Éloi. Soumis, pendant plusieurs jours, à l'action du tartre stibié à haute dose, il avait eu quelques évacuations par haut et par bas. A l'autopsie cadavérique, toute la surface de la muqueuse digestive présenta une quantité innombrable de petites pustules coniques remplies de sérosité.

Les nombreuses attaques faites à cette théorie de la dérivation ne nous paraissent pas hors d'état de défense, et ce serait nous priver d'un grand secours que de la renverser. Comment expliquer la guérison d'une dysenterie par l'application d'un sinapisme à la région ombilicale, comme nous l'avons vu pratiquer, à l'hôpital St-Éloi, par le professeur Broussonnet, et, en ville, par notre oncle le docteur J.-A. Chrestien ?

Quelques contre-stimulistes, évitant toute théorie, et convaincus de l'efficacité du tartre stibié à haute dose dans la pneumonie, se bornent à dire que le tartre stibié est le spécifique du poumon et de son inflammation ; mais cette réponse n'est pas sans réplique. En effet, il résulte des expériences de M. Magendie, que le tartre stibié a une action spécifique sur l'ensemble des organes qui sont mis en jeu dans le vomissement. Ce n'est pas par sa présence seule dans l'estomac qu'il détermine le vomissement, comme on le pense communément : de quelque manière que le tartre stibié soit introduit dans l'économie, en quantité suffisante, le vomissement a lieu. M. Magendie assure avoir observé des effets de vomissement chez un chien auquel il avait enlevé l'estomac, et injecté du tartre stibié par le système veineux. La spécificité du tartre stibié sur les voies digestives nous paraît démontrée par les traces d'inflammation qu'a trouvées M. Magendie sur la muqueuse gastrique d'un chien auquel il avait injecté par les veines une forte dissolution de tartre stibié. Or, nous ne pensons pas qu'un médicament soit le spécifique de deux organes de texture et de fonctions si différentes.

En nous résumant, nous pensons que le mode d'action du tartre stibié à haute dose a lieu par une action locale, à l'instar de tous les dérivatifs, et par une action générale, en agissant directement sur le système nerveux. Cette manière d'envisager le mode d'action du tartre stibié nous permet d'expliquer son emploi, non-seulement contre la pneumonie inflammatoire, mais encore contre les phlegmasies cérébrales et contre le rhumatisme.

Pour terminer ce que nous avons à dire de la doctrine des contre-stimulistes, pour apprécier la valeur réelle de ses principes et leur influence sur la médecine pratique, le meilleur moyen nous paraît être de présenter les résultats cliniques. Or, d'après Scarpa, détracteur du *contro-stimulisme*, la mortalité, sous Borda, fut, en 1812, de 20 pour 100, et de 25 pour 100 sous Rasori ; tandis que , sous Raggi , et dans le même hôpital , elle n'a pas été ordinairement de plus de 10 pour 100 (1). D'après ce qu'a publié Thommasini , dans ses *Opere minori*, sur les résultats obtenus dans la clinique médicale de l'Université de Bologne, pendant les trois années scolaires 1816-1819 , la mortalité n'est pas tout-à-fait de 8 pour 100 (2).

Quoique l'on pense généralement que la doctrine du *contro-stimulus* exerce dans l'Italie une domination absolue , quoique nous ayons dit nous-même que les médecins de ce beau pays sont divisés en deux partis, dont l'un est resté attaché à la doctrine des anciens et l'autre a adopté le *contro-stimulisme* ; quoique Thommasini , dont la science déplore la perte , ait dit, à chaque page de l'un de ses derniers ouvrages , intitulé : *Sullo stato attuale della nuva patologia italiana* , ouvrage dont nous ne connaissons pas de traduction , que sa doctrine est aujourd'hui la doctrine *italienne* , il est vrai de dire qu'il range parmi ses sectateurs beaucoup de médecins qui n'ont adopté sa doctrine qu'avec des modifications nombreuses et importantes, ce qui

---

(1) Dictionn. des scienc. médicales , tom. VI , pag. 157, 2me partie.

(2) Journ. des progrès, etc. , tom. IV , pag. 23.

justifie la proposition que nous avions avancée,
savoir : que la doctrine du *contro-stimulus* ne
repose pas encore sur des principes fixes et bien
arrêtés. D'ailleurs, l'Italie est divisée en un trop
grand nombre d'états pour ne présenter qu'une
école médicale. Nous avons déjà dit qu'Amoretti
paraissait allier la doctrine du *contro-stimulus* avec
celle de la *polarité* ; nous devons ajouter que celle-
ci, d'origine allemande, fut introduite par Hildenbrand dans l'Université de Pavie, où elle ne tarda
pas à jeter de profondes racines ; que Pestini en
développa les principes dans ses cours de physiologie, et qu'aujourd'hui l'école de Pavie possède,
sur cette doctrine, des travaux d'une haute importance.

La doctrine de la *polarité* paraît avoir pris naissance à l'école de Kant, ce philosophe qui, pour
avoir été appelé le *prince* des métaphysiciens, n'en a
pas moins commis des erreurs graves dans l'étude
des sciences abstraites ; ce philosophe qui déraison-
nait avec érudition et avec esprit (1) ; aussi la
doctrine de la polarité repose-t-elle sur des vues
spéculatives. Remontant aux *causes finales*, elle plane
constamment sur le vaste horizon de la physiologie
transcendante, sans se soumettre à des applications

_____

(1) Biographie des contemporains.

de médecine pratique, du moins d'après l'exposition que nous a donnée de cette doctrine M. L. Martinet, le seul auteur français que nous ayons pu consulter (1), et d'après lequel nous allons en exposer les principes fondamentaux :

Il existe, dans la *Nature*, c'est-à-dire dans l'ensemble des êtres qui composent l'univers, dans leurs propriétés essentielles et dans les lois qui les régissent, deux forces dites *polaires* : l'une est *attractive* et l'autre *répulsive*. Exerçant leur action sur tous les corps, elles sont continuellement dans une opposition manifeste, et tendent mutuellement à se détruire. L'on a donné le nom d'*indifférence* à l'état où elles se trouveraient si elles y parvenaient; mais les forces *polaires* étant constamment modifiées par les agents extérieurs, elles ne sont jamais en équilibre, et le combat continuel qu'elles se livrent pour atteindre l'état d'*indifférence* n'est autre chose que la *vie*. D'après les lois générales de la physique, par opposition à l'état d'équilibre qu'on appelle *indifférence*, la *mort* devrait être le résultat de la cessation des *forces polaires*, s'il n'était pas de la doctrine d'admettre qu'aucun être ne peut mourir, mais que les corps changent seulement de mode et de degré

---

(1) Journal des progrès, etc., tom. III.

de vie. La santé dépend de l'heureuse influence des agents extérieurs sur les forces polaires ; elle est, d'après Curtius Sprengel, ce qui est d'accord avec les fins de la Nature. « *Sanitas, seu convenientia cùm finibus naturæ ex materiei vi duplici proficiscens, organismis perfectioribus potissimùm tribuenda est* (1). » Mises en jeu dans l'espace, rendues sensibles, et constituant un *quid* composé de parties, les forces polaires produisent la matière.

C'est en vain que l'on a de tout temps constaté, dans certains corps, un mouvement dont l'exercice constitue ou entretient la vie ; c'est en vain que l'on s'était généralement accordé à croire que la mort est un effet nécessaire de la vie ; vainement a-t-on reconnu qu'il faut aux corps vivants des parties solides pour en assurer la forme, et des parties fluides pour y entretenir le mouvement ; vainement a-t-on avancé que les corps organisés peuvent seuls jouir de la vie ; vainement avait-on pensé que c'est par un fluide impondérable que le nerf agit sur la fibre (2) : d'après la doctrine de la *polarité*, il n'y a point de limites bien déterminées entre les corps que l'on appelle vulgaire-

---

(1) *Institutiones physiologiæ*, tom. I, pag. 83.
(2) Consultez l'introduction du *règne animal*, par M. le baron Cuvier.

ment *vivants*, et ceux que l'on nomme *morts*. La *vie* étant le résultat de l'action des *forces polaires*, il n'existe pas dans l'univers un seul corps tout-à-fait inerte, car il n'en est pas sur lequel les *forces polaires* n'exercent quelque influence. Lorsqu'on parle de corps *vivants*, l'on ne fait qu'indiquer le plus haut degré de la vie. Les animaux sont au haut de l'échelle ; les plantes sont placées après les zoophytes ; les sels et les métaux se trouvent à un rang plus élevé que les minéraux qui ne défendent leur existence que par la force de cohésion. « *Gradus exstant infinitè vitæ, ab infimis ordinibus indè, ubi vita velut dormiens statuitur, ad summos, ubi anima rationalis materiem ipsi subjectam excitat et ad actus mirabiles disponit* (1). »

Trois conditions sont indispensables pour que la vie ait lieu : ce sont l'*organisation*, la *force vitale* et les *excitateurs*. « La vie n'est pas un acte mécanique ou chimique, ni un procédé d'oxidation ou de désoxidation : elle n'est pas non plus un effet de la force électrique, galvanique ou magnétique ; mais elle consiste dans un acte où se rencontrent toutes les modifications des forces connues jusqu'à présent, et dans lequel les forces attractive et répulsive, de cohésion, de gravitation, etc.,

(1) C. Sprengel, *loco citato*, pag. 85.

se développent naturellement. Aucune de ces forces n'est par elle-même la cause de la vie, mais elles constituent par leur réunion la puissance vitale. » Nous avons déjà dit que la vie présente des degrés variés dans les différents corps de la Nature : il nous reste à dire que, d'apres ce principe, l'on a distingué les corps en deux classes. Les premiers ne manifestent la vie que par un très-petit nombre de phénomènes, et sont appelés *cryptobiotes* (κρυπτος, caché ; βιοτὴ, genre de vie); les corps de la seconde classe présentent un plus grand nombre de phé-nomènes qui constituent alors la vie manifeste, et sont appelés *phœnérobiotes* (φαινὸς , apparent ; βιοτὴ, vie). Était-ce donc la peine de tant discuter pour rejeter la division des corps *vivants* et des corps *inertes* ?

Les corps *phœnérobiotes* manifestent leur vie par les phénomènes : 1º de la *force productrice* ; 2º de la *sensibilité* ; 3º de la *contractilité*. Leur formation est attribuée primitivement à une matière liquide qui ensuite se concrète : la forme primitive de leurs éléments est donc sphérique , d'après les lois de la physique sur la figure des corps liquides. Le pre-mier rudiment de l'homme n'est qu'une goutte d'humeur prolifique : les globules de cette humeur forment , par la prédominance des forces expan-sives, des *vésicules* qui , d'abord isolées, s'attirent bientôt mutuellement et se réunissent. Cet effet de l'attraction modifie leur forme sphérique , et elles constituent alors le *tissu cellulaire* qui , épaissi et étendu en large surface , donne naissance à des *membranes* , et plus tard à des *vaisseaux* , à des *fibres* , etc. Dans les derniers degrés de l'échelle animale , les *membranes* se changent en *vessies* , et celles-ci en animaux *infusoires*.

Les phénomènes de la Nature sont généralement expliqués par l'existence d'un ou plusieurs corps extrêmement subtils capables de pénétrer la plupart des autres corps avec la plus grande facilité , dont on n'a pas encore pu constater la pesanteur, et que , pour ces motifs, on a appelés *fluides incoercibles* ou *impondérables*. La plupart des physiciens ont admis quatre fluides impondérables que tout le monde connaît sous les noms de *calorique, lumière, électricité* et *magnétisme*. Quelques-uns pensent que le *magnétisme* est l'état électrique de l'acier aimanté, qu'il n'est qu'une modification de l'*électricité*. La lumière a tant de rapports avec le *calorique* , que plusieurs physiciens ont avancé qu'elle agit à l'instar de ce fluide ; enfin, on peut n'admettre, d'après Descartes et Euler, qu'un seul *fluide impondérable, le calorique* (1). Cette manière d'expliquer les phéno-

---

(1) Consult. l'introduct. à l'étude des fluides incoercibles, par le chevalier Beudant. — Annales de chimie.

mènes de la Nature n'a pas paru suffisante aux fondateurs de la doctrine de la *polarité* : ils ont admis, parmi les agents excitateurs, un nouveau principe particulier, l'*impondérable biotique.* Ce n'est autre chose que le principe vital lui-même : il ne se développe, en effet, qu'avec l'action vitale, par l'action réciproque des solides et des liquides des *corps vivants*, expression que nous sommes surpris de trouver ici. Son principal moteur, son principal conducteur, est le système nerveux. Qu'est-ce qui remplace ce système dans l'*organisation* des corps *cryptobiotes* ?

L'application qui a été faite de cette doctrine aux principaux phénomènes de la vie ne laisse pas d'offrir un vif intérêt ; mais peut-être nous sommes-nous laissé entraîner trop loin par le désir d'exposer une doctrine originale, peu connue, et dont nous ne saurions apprécier l'influence sur la médecine pratique. Cependant la science est redevable, à M. Gauthier, de la traduction d'un traité de médecine pratique par Hildenbrand, où nous voyons que le médecin allemand s'est formé, sur les fièvres, de bonnes opinions, du moins sous le rapport pratique. Il commence le traitement de cet ordre de maladies par un appareil plus ou moins antiphlogistique, et pense que les fièvres *malignes, pestilentielles* même, présentent toujours, dans leur commencement, un ou deux jours au moins où elles n'offrent aucun indice de l'état nerveux. Hildenbrand n'hésite pas à prescrire la saignée pour peu qu'il y ait des signes d'inflammation, mais c'est toujours de petites évacuations sanguines qu'il fait usage.

Ces principes de médecine pratique n'ont aucun rapport avec la doctrine de la *polarité*, quoiqu'ils soient suivis par l'un de ses plus grands partisans. Hâtons-nous d'aborder l'examen d'une autre doctrine allemande plus féconde en résultats pratiques : c'est de l'*homœopathie* qu'il s'agit :

Samuel Hahnemann, né à Meissen, en 1765, conçut, vers le commencement du 19e siècle, l'idée d'une méthode thérapeutique basée sur l'exiguité des doses des médicaments. Les soins minutieux qu'exige cette méthode mirent Hahnemann dans la nécessité de préparer et donner lui-même aux malades les remèdes qu'il leur prescrivait. Cette conduite indisposa les pharmaciens de Leipsick, où Hahnemann fut obligé de renoncer à l'exercice de la médecine, et il se retira dans la principauté d'Anhaltkoëthen, dont le souverain lui offrit un asile, et le nomma conseiller aulique.

Nouveau Sérapion, Hahnemann négligea tout-à-fait l'étude des causes et leur influence sur les maladies. Soumis au plus aveugle empirisme, il ne vit la maladie que dans l'ensemble des symptômes : aussi les symptômes lui fournirent-ils seuls les indications thérapeutiques. D'un autre côté, il pensa que l'on ne saurait déduire les propriétés actives des médicaments de leurs qualités physiques ou chimiques, mais qu'elles sont appréciables seulement par les effets qu'ils produisent sur l'économie à l'état sain. Il admit, entre les symptômes des maladies et les propriétés des médicaments, des rapports qui varient de la manière suivante : 1º les effets des médicaments peuvent être opposés aux symptômes de la maladie ; 2º ils peuvent n'être que différents ; 3º ils peuvent déterminer, dans le corps, des symptômes semblables à ceux de la maladie. Hahnemann fonda, sur ces trois ordres de rapports, trois méthodes thérapeutiques. La première, basée sur l'*opposition*, fut dite *antipathique* (αντί πάθος, contre la maladie) ; la seconde, établie sur l'*hétérogénéité*, fut appelée *allopathique* (ἄλλον πάθος, autre maladie) ; la troisième, qu'il fonda sur la *similitude*, prit le nom de *homœopathique* (ὅμοιον παθος, maladie semblable).

Hahnemann reconnut par expérience la supériorité de la méthode homœopathique ; il ne s'occupa plus des deux autres, et il conçut ainsi le principe fondamental : « Une maladie doit être combattue par des remèdes capables de déterminer, chez l'homme en santé, la manifestation d'un ensemble de symptômes aussi semblables que possible à la totalité de ceux qui la caractérisent. » Toutefois il admet que la similitude n'est jamais parfaite (1). Il établit ainsi l'axiome : *simila similibus curantur*, si opposé à celui qui, depuis Hippocrate, était la loi de tous les médecins (*contraria contrariis curantur*).

Opposée à la doctrine du *contro-stimulus*, la doctrine homœopathique condamne les hautes doses des médicaments, comme devant produire des accidents graves. Agissant *homœopathiquement*, les remèdes atteindront des parties déjà affectées par la maladie, et n'auront pas besoin de beaucoup de force pour la surpasser. On ne doit jamais administrer qu'un médicament à la fois, car on ne saurait déterminer avec certitude de quelle manière plusieurs substances se modifient réciproquement. Chaque maladie doit être traitée d'une manière différente, selon l'individu, car chaque médicament a des propriétés qui lui sont propres. Il produit, dans les premières heures, une espèce de redoublement; ce n'est que la maladie artificielle analogue à la naturelle, qu'elle surpasse en intensité. Voilà les dogmes principaux de la doctrine homœopathique : essayons de juger les avantages et les inconvénients qu'elle présente.

_____

(1) Hollard, Journal des progrès, etc., tom. Ier.

1º Nous avons appris de tous nos maîtres, et surtout du professeur Lallemand, qu'il faut toujours avoir égard, en thérapeutique, aux individualités. « Vous ne pouvez pas, nous a-t-il souvent répété, dans ses savantes leçons cliniques, vous ne pouvez pas les rencontrer dans les livres, mais vous ne sauriez les éviter dans la pratique. » Nous ne pouvons donc pas nous joindre à M. Hollard, pour blâmer Hahnemann d'avoir envisagé les maladies sous le rapport des *individualités*. En vain M. Hollard trouve-t-il ridicule qu'on dise d'une personne, qui aura plusieurs pneumonies consécutives, qu'elle sera atteinte chaque fois d'une maladie différente (1). Oui, il est impossible, comme le dit M. Hollard lui-même, qu'on observe deux fois exactement le même ensemble de symptômes. D'ailleurs, le malade n'aura-t-il pas, chaque fois, une grande aptitude à l'une des terminaisons funestes de l'inflammation ? Il est des analogies, mais jamais d'identités parfaites : qui pourrait contester cette vérité ? Les tâtonnements que prescrit la doctrine homœopathique pour connaître les vertus des médicaments sur l'homme sain, fourniront des résultats bien plus avantageux encore,

---

(1) Journ. des progrès, etc., tom. VI, pag. 3.

que les expériences de ce genre tentées, par de savants physiologistes, sur des chiens ou autres animaux.

2° Quoique bien convaincu de la vérité de cet axiome presque aussi *sentimental* qu'*intellectuel*, comme le dit le docteur Bigel (1), que « la force d'une impression sur un organe est d'autant plus grande que la sensibilité de cet organe est plus exaltée, » nous ne pensons pas qu'il soit nécessaire de *millésimer* un grain de belladone ou toute autre substance médicamenteuse. Nous pensons, en outre, que d'aussi faibles doses de médicaments ne peuvent avoir aucune action sur l'économie, et que la médecine homœopathique n'est autre chose que la médecine *expectante*. Les succès qu'elle obtient ne doivent pas être attribués à l'action des médicaments, mais bien à l'abstinence d'aliments solides qui est imposée aux malades, et à l'eau qui sert de véhicule aux médicaments : ce sont ces mêmes moyens qui réalisaient les guérisons miraculeuses qu'attribuaient les anciens à une foule de pratiques superstitieuses appliquées par les prêtres des temples où restaient enfermés les malades. Le docteur Bigel, admirant la simplicité de la méthode homœopa-

---

(1) Archives de l'homœopathie, 3ᵐᵉ cahier du 4ᵐᵉ vol. Leipsik, 1825.

thique, compare Hahnemann à Lycurgue proposant
aux Lacédémoniens d'honorer la Nature en la re-
plaçant dans toute la dignité de ses droits : quant à
nous, nous trouverions plus à propos de le comparer
à l'homme dont parle Phèdre, qui s'agite beaucoup
et ne fait jamais rien. Autant Asclépiade nous a paru
injuste quand il a appelé la médecine d'Hippocrate
« une méditation sur la mort, » autant cette raillerie
nous paraît convenir à la médecine de Hahnemann. Enfin, nous ne saurions méconnaître de
quel important secours il s'est privé, pour le diagnostic des maladies, en ne voyant, dans l'anatomie
pathologique, qu'une « science morte comme l'objet
de ses études. » Nous regardons l'étude de l'anatomie pathologique comme l'un des moyens les
plus puissants pour éclairer le diagnostic des maladies. Mais le reproche le plus grave que nous
ayons à faire à Hahnemann, c'est de s'être asservi
à un empirisme indigne de notre époque : aussi
sa doctrine, pendant près de dix ans, n'obtint-
elle pas même les suffrages de ses compatriotes,
aux yeux desquels les connaissances physiologiques
ont une si haute importance. La simplicité de sa
méthode prévalut enfin : *novitas falsitatem sapit*,
et bientôt la doctrine homœopathique étendit sa
domination au-delà de l'Allemagne ; elle trouva
des prosélytes en Italie, et alla même jusqu'à fixer

l'attention du public à Naples. Le docteur Schœmberg publia un exposé de cette doctrine qui fut réfutée avec sagacité par le docteur Panvini, et que le professeur Ronchi n'attaqua pas moins victorieusement avec les armes de la plaisanterie.

Quelque sommaire, ou même quelque incom-
plet que soit cet *exposé* des principales Écoles
médicales, il démontre suffisamment, ce nous
semble, qu'elles ont presque toutes fourni des notions utiles à la médecine pratique. Il prouve, en
outre, que l'observation et le raisonnement sont
les seuls guides à l'aide desquels le médecin peut
marcher dans la voie du progrès, ainsi que l'a si
souvent dit Hippocrate dans ses immortels écrits.
Le système de la *polarité* est, en effet, le seul
dont nous n'avons pas pu signaler quelques conséquences heureuses pour la médecine pratique ;
et la raison en est toute simple : c'est que ce système
n'est qu'une collection d'hypothèses tout-à-fait
étrangères à l'observation.

Mettons donc à profit ce que l'expérience jour-
nalière nous démontre d'utile dans les diverses
écoles qui ont succédé à celle d'Hippocrate, et
qui ne sont d'ailleurs que la continuation de la
sienne, du moment où l'observation précède le
raisonnement. Nous ne ferons qu'imiter en cela

le divin Vieillard , qui mit à profit les connaissances de ses prédécesseurs , ainsi qu'il le dit hautement dans son traité περὶ ἀρχαῖης ἰητρικῆς , où il con-
stata qu'il manquait encore beaucoup à la médecine, pour sa perfection (1).

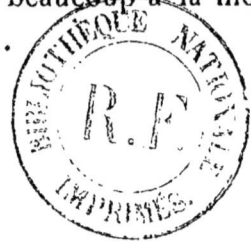

FIN.

---

(1) Traduction des OEuvres médicales d'Hippocrate ,
d'après l'édition de Foës, an IX , t. II , p. 198.

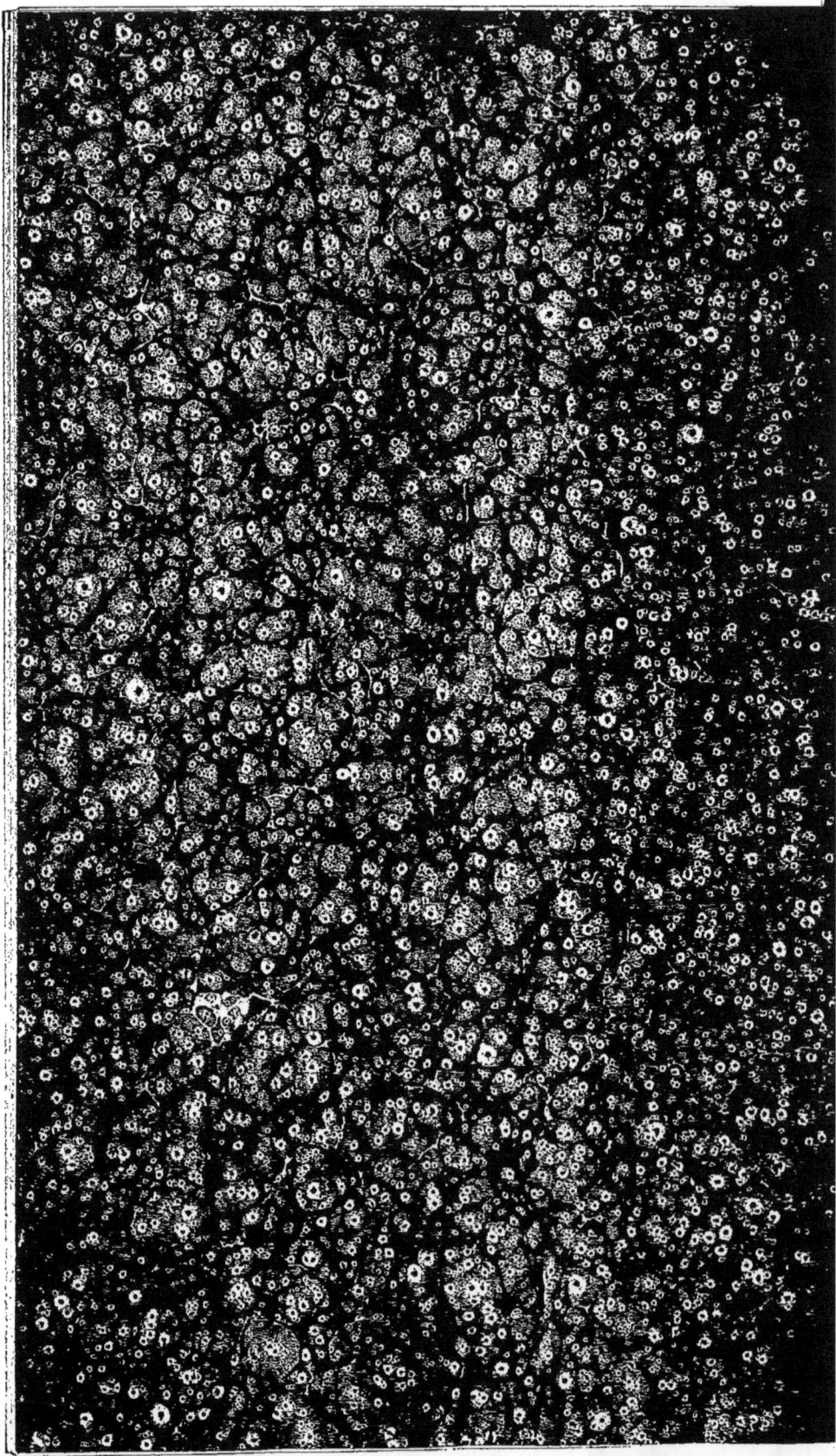

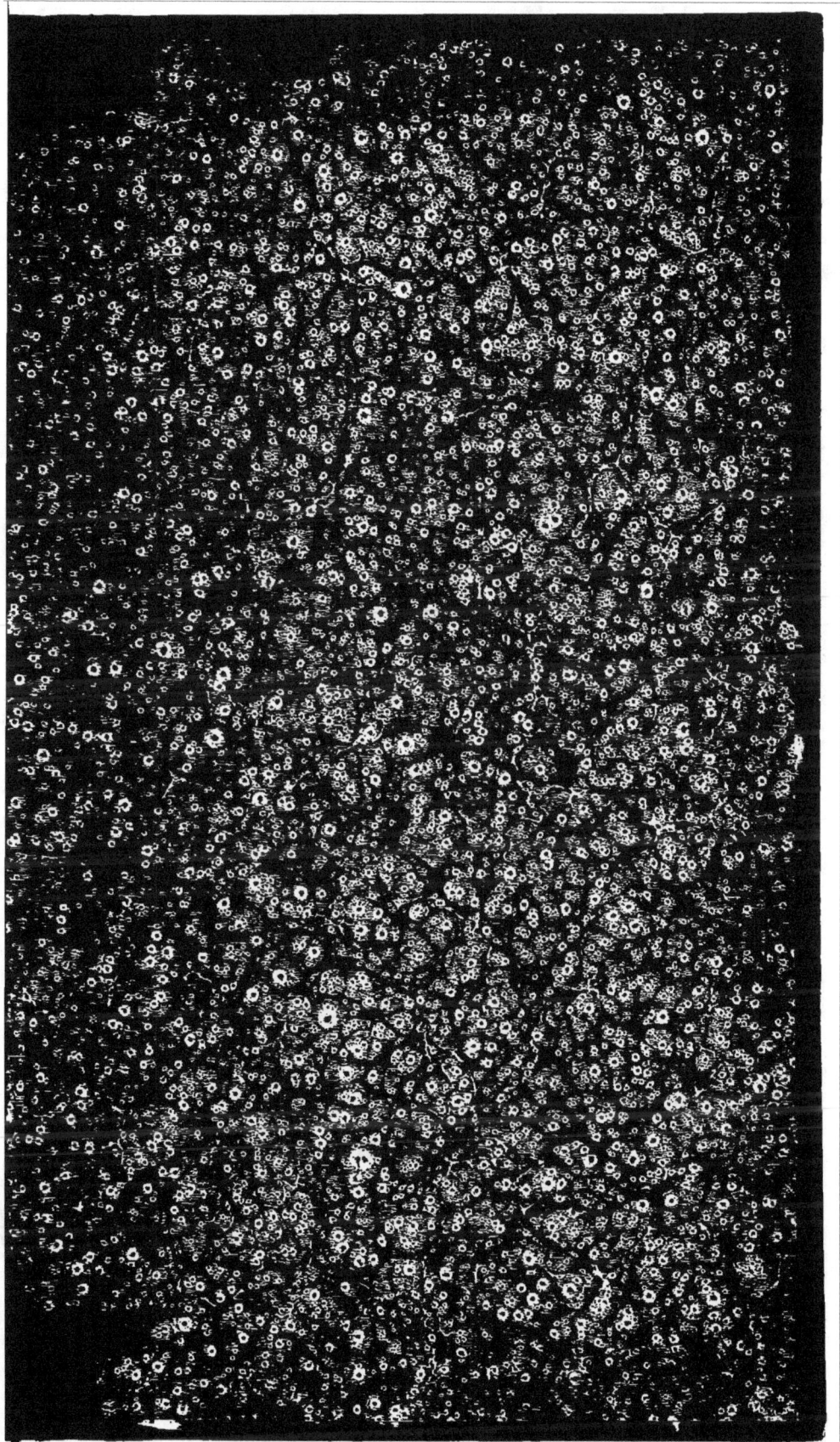

www.ingramcontent.com/pod-product-compliance
Lightning Source LLC
Chambersburg PA
CBHW071853200326

41519CB00016B/4359